图书在版编目（CIP）数据

如何养育特殊儿童．1，新生儿疾病患儿养育照护指南 / 覃耀明，戴耀华主编．-- 北京 ：中国妇女出版社，2024．12．-- ISBN 978-7-5127-2427-3

Ⅰ．R72-62

中国国家版本馆CIP数据核字第2024HT4603号

责任编辑：王海峰
封面设计：末末美书
责任印制：李志国

出版发行：中国妇女出版社
地　　址：北京市东城区史家胡同甲24号　　邮政编码：100010
电　　话：（010）65133160（发行部）　　65133161（邮购）
网　　址：www.womenbooks.cn
邮　　箱：zgfncbs@womenbooks.cn
法律顾问：北京市道可特律师事务所
经　　销：各地新华书店
印　　刷：北京通州皇家印刷厂

开　　本：150mm×215mm　1/16
印　　张：8.75
字　　数：100千字
版　　次：2024年12月第1版　　2024年12月第1次印刷
定　　价：32.00元

前　言

特殊儿童（Exceptional Child）是指与正常儿童在各方面有显著差异的各类儿童。这些差异具体可表现在智力、感官、情绪、肢体、行为、语言等方面。特殊儿童也称“缺陷儿童”“障碍儿童”等。由于我国儿科相关技术的快速发展，特殊儿童在全国各地医院儿科都能得到规范治疗，多种疾病的彻底治愈已经成为可能。

然而，特殊儿童的治疗时间相对较短，养育时间更长，广大家长在养育中会遇到很多问题，需要细致的指导。这是儿童保健的重要工作之一。要对家长进行卓有成效的指导，儿童保健工作人员首先需要掌握特殊儿童养育的基本知识。但是，从目前儿童保健业务的设置可以看出，特殊儿童养育指导没有参考规范，也缺乏相应的理论指导。

本套书旨在解决特殊儿童各种养育问题。本分册重点介绍常见新生儿疾病的概述、转归、养育注意事项、疾病预防接种等，尤其强调孩子的早期启蒙和运动发展促进，目的在于防止新生儿期疾病造成的智力发育障碍和运动障碍（脑瘫），使特殊婴儿群体能够健康成长。

本套书通俗、易懂、实用，特别适合基层儿童保健工作人员以及特殊儿童家长使用。

本套书的出版将填补特殊儿童养育指导书籍的空白，对儿童保健工作可起到积极推进作用，也有助于婴幼儿养育照护工作的进一步发展。

戴耀华

2024年8月20日

目　录

Part 4

窒息患儿养育照护指南

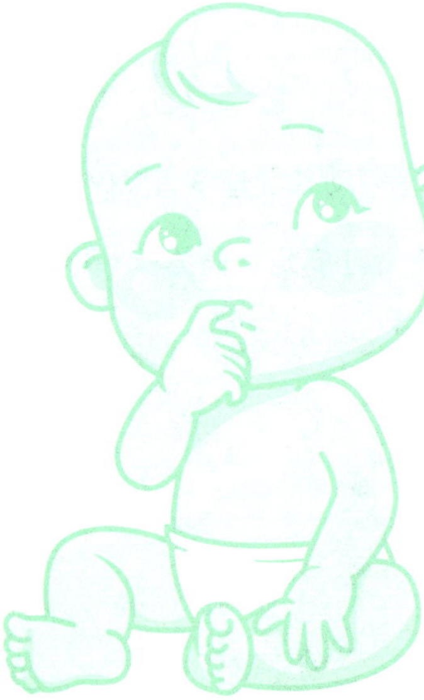

Part 1

早产儿养育照护指南

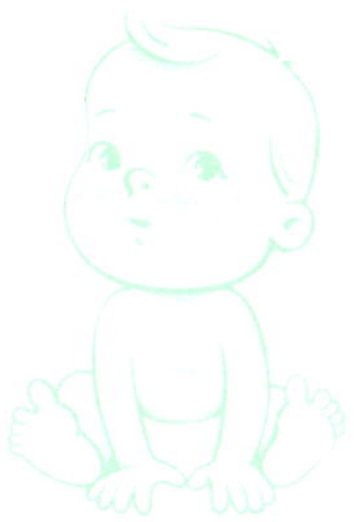

早产儿概述

医学上把胎龄不满 37 周的新生儿称为早产儿。

胎龄大于 34 周，体重达到 2000 克及以上，没有严重并发症的早产儿称为低危早产儿。

胎龄小于 34 周，体重小于 2000 克，有严重并发症的早产儿称为高危早产儿。

多胎儿往往早产概率更高。

由于体重低，身体各器官还未发育成熟，生命力弱，适应环境能力差，早产儿需要适宜的温度、良好的营养、细心的呵护以及特殊的照料。体重低于 2000 克的早产儿需要住院治疗，体重达到 2000 克以上方能出院。

早产儿的出院标准：

1. 患儿住院期间，疾病得到治愈，或者达到可以回家继续治疗的情况。

2. 在室温下，患儿的生命体征（呼吸、脉搏、血压）比较稳定。

3. 患儿体重达到 2000 克以上。

4. 患儿能够正常吸奶。

早产儿特点及护理

一、外表特点

1. 头大，囟门宽。

2. 皮肤呈鲜红色，又薄又嫩，水肿发亮。胎毛多。皮下脂肪少。

3. 肋骨软，吸气时胸壁易凹陷。

4. 男婴睾丸未降或未全降，女婴大阴唇不能遮盖小阴唇。

二、各系统发育不完善

1. 体温调节功能差，容易发生体温不升。

2. 呼吸又浅又快，不规则。

3. 常出现动脉导管未闭。

4. 吸奶能力差，吞咽反射弱，容易吐奶。

5. 各种神经反射（如吞咽、吸吮、觅食、眨眼、眼对光、拥抱等）比较弱。

6. 嗜睡，肌张力低。

7. 常出现病理性黄疸、贫血。

8. 免疫功能低下，对感染抵抗力弱。

因此，要防止早产儿发育落后，包括智力发育和运动发育。

三、早产儿矫正年龄

早产儿体格生长情况应根据矫正年龄评价，即以胎龄 40 周（预产期）为起点计算矫正后的生理年龄。计算方法为：矫正月龄＝出生后月龄－（40－出生时孕周）/4。例如：孕周为 32 周的早产儿，现已出生 3 个月，其矫正月龄＝3－（40－32）/4＝1 个月。

四、早产儿追赶生长情况

一般认为，经过科学喂养，适于胎龄早产儿的各项体格发育指标达到矫正月龄第 25 百分位（P25）～第 50 百分位（P50），小于胎龄早产儿的各项体格发育指标大于矫正月龄第 10 百分位（P10），视为追赶生长满意。

早产儿一般能在 1～2 年内追赶上同年龄的婴幼儿。大多数早产儿在满 24 个月（2 岁）时就可以不再使用矫正胎龄了。以上相关数据可参考附录相关内容。

五、日常护理

1. 注意保温，特别在冬天，要保证孩子手脚暖和。

2. 细心喂养，防止低血糖。

3. 要预防感染，不建议多人随意接触孩子，特别是感冒咳嗽人员。妈妈感冒咳嗽时要戴口罩。

4. 孩子大小便后，要注意卫生，可用温水清洗会阴部。不建议每天为孩子洗澡。

早产儿的喂养要求

一、母乳喂养的好处

1. 母乳营养丰富，完全符合孩子营养需求，更便于孩子消化吸收。

2. 母乳有大量抗病物质，能增强孩子的抵抗力。

3. 母乳有益生菌，特别是双歧杆菌，可促进孩子肠道菌群的建立。

4. 母乳含有人体必需的多种矿物质。这些矿物质更容易被孩子吸收。如，母乳中钙的吸收率可达 70%，这对防止孩子缺钙有积极作用。

5. 妈妈亲自喂奶可增加母婴感情，促进孩子大脑发育。

6. 妈妈亲自喂奶能刺激乳头，有助于妈妈身体内分泌调节，促进妈妈康复。

7. 母乳喂养卫生、方便、安全、经济。

8. 有证据证明，母乳喂养时间越长，早产儿将来患慢性疾病（如肥胖、高血压、2 型糖尿病、心脑血管疾病等）的概率越低。同时，母乳喂养还能促进早产儿视网膜和中枢神经系统的成熟。

二、重建母乳喂养，保持正常泌乳

往往早期孩子住院期间，妈妈没有正常哺乳。孩子出院后，妈妈奶量少，可能影响母乳喂养。所以，妈妈要有重建母乳喂养的信心，坚持亲喂，让孩子频繁吸吮、刺激乳头，力求正常泌乳。不要轻易放弃母乳喂养，可以适当寻求正规医院中医科医师、催乳师的帮助。

1. 妈妈要科学合理地安排饮食，以保证乳汁中的营养。

2. 妈妈要按时吃好一日三餐，每餐主食要吃够，可以适当吃肥肉，以保证孩子能量充足，为体重增长打好基础，及早实现生长追赶。

3. 由于早产儿胃肠道功能不够成熟，所以喂养应遵循少吃多餐的原则。

4. 要注重妈妈亲喂。有的早产儿吸吮能力弱，可以将奶挤出后用小勺喂。

5. 体重低于 1.5 千克或者母乳喂养的孩子体重增长情况不理想时，建议在医生的指导下，使用母乳强化剂。

6. 严格监测体重增长情况，每天增长 25 ～ 35 克为理想状况。

7. 母乳不足时，可以辅助喂早产儿奶粉。

8. 不建议通过观察孩子大便情况来调整妈妈的饮食结构，因为孩子胃肠道尚未成熟，大便形状不可能很正常。要让孩子自我调节胃肠道，这样才能促进胃肠功能成熟。

9. 母乳不足或者进行人工喂养时，建议为孩子补充双歧杆菌三联胶囊，早晚吃奶后半小时各喂一颗。准备半勺温水，把胶囊内容物倒入温水中，待其溶解后喂。可持续喂 2 ～ 3 个月，以帮助孩子建立正常的肠道菌群。

三、辅食添加的时间

早产儿添加辅食的时间为矫正月龄满 6 个月左右。

要一种一种添加，孩子适应一种后再添加另一种。

要从少到多地添加。添加后，孩子不哭不闹、精神好，说明添加成功。

辅食要保证多样化。孩子矫正月龄满 8 个月后，要保证一日三餐的主食，这样才能保证其有足够的能量，才能保证其生长发育好。

不建议通过孩子大便形态来判断其是否消化不良或者食物不耐受。只要孩子不哭不闹、精神好、体重增长正常，那就是正常的，不需干预。

早产儿语言智力启蒙以及运动发育促进

一、语言智力早期启蒙

早期语言智力启蒙对早产儿尤为重要，对孩子的大脑发育有着不可忽视的作用，是日后不可复制的重要措施。可参考以下方法。

1. 母婴语言沟通

这是语言智力启蒙的最佳方法。孩子出生以后，在其白天清醒时，要用成人的语气、语调跟孩子讲话，特别是在给孩子穿衣、喂奶、换尿不湿等时，要跟孩子说话，例如：“宝宝，肚子饿了是吗？妈妈给你好吃的好吗？要好好吃，要吃饱饱，这样你才能快快长大。”在不同时间，可以表述不同内容，以引发孩子的兴趣。总之，要养成与孩子对话的好习惯。这可为孩子日后与父母沟通打下良好的基础，也能促进其语言能力的发展。

2. 为孩子朗读

在孩子清醒时，可以每天为孩子朗读诗歌或儿歌，并观察孩子的反应。这对孩子的语言和智力发展有很好的作用，也有助于激发孩子对阅读的兴趣。

3. 卡片认知训练

孩子满 4 ～ 6 个月时，可以用动物、植物卡片让孩子认知。这是促进孩子大脑发育的重要手段。卡片信息刺激会促进孩子大脑发育，丰富孩子大脑的信息刺激，使孩子大脑发育得更好。

4. 音乐刺激

在孩子满 5 个月后就可以在家里播放音乐，不断用音乐刺激孩子的听觉。孩子 8 个月就可以听儿歌。音乐熏陶对孩子有非常好的作用。

5. 通过讲故事培养孩子的语言能力与逻辑思维

讲故事对婴幼儿来说非常重要。孩子出生 10 个月后，就可以给他讲故事，甚至可以在故事中加入一些疑问。比如：在讲小松鼠的故事时，可引入问题：“小松鼠拿到了松果，小松鼠为什么要拿松果呀？因为它肚子饿了，想要吃松果里的松子。”这样可以让孩子在听故事时知道故事的主角是谁，它做了什么，它为什么这样做。这有助于激发孩子的逻辑思维。

6. 从归类分析中培养孩子的逻辑思维

孩子 1 岁以后，就可以进行比较训练。比如，孩子可以识别各种不同的动物，明白动物之间的差别和关系，并进行分类，如食草动物、食肉动物、天上飞的动物、地上跑的动物、水中游的动物、两栖动物等。

语言智力早期启蒙的关键在于持之以恒，家长一定要注意。

人类大脑的潜能是无限的，大脑发育关键期是 3 岁以内。所以，对于早产儿，更要尽早、细致、认真、持之以恒地促进其发展，方可收到良好的效果。

二、运动发育促进

由于早产儿出生时发育不够成熟，容易出现肌张力问题，也容易出现脑瘫，所以早期运动干预是很有必要的。

1. 抚触

触觉是孩子最早发育的能力之一，丰富的触觉刺激对孩子的认知、情绪及社会性发展有着重要的影响。坚持每天抚触对早产儿大脑发育有促进作用。

抚触应在孩子清醒状态下进行，要做到轻柔、有节奏感，要一边对话一边做，但要注意不能在孩子吃饱时做抚触，以避免吐奶。

矫正胎龄 40 周及以上的孩子每天可做抚触 1 次。矫正月龄 3 个月及以上的孩子，每天做 2 次抚触为宜。

2. 婴儿被动操

婴儿被动操是可以促进早产儿运动发育的有效方法，也是防止早产儿脑瘫的重要措施。做婴儿被动操要认真，要持续做到早产儿能正常走路为止。孩子能正常走路后，可根据孩子和家庭环境选择不同种类的运动训练项目，培养孩子的运动技能。孩子的运动潜能是无限的。

3. 不同年龄阶段的运动训练

矫正月龄 1 个月后，可以开始抬头训练。让孩子俯卧，使孩子逐步学会抬头。

矫正月龄 2 个月可以进行翻身训练。

矫正月龄 5 个月后可以进行独坐训练。

矫正月龄 7 个月后可以进行爬行训练。孩子 1 岁以内要持续进行爬行训练。

注意：孩子吃饱半小时或 45 分钟内，不建议进行运动训练，以防吐奶。

出生早期被诊断为脑瘫的早产儿，通过家长的规范训练，可以正常发育，甚至成为运动小达人。现实生活中有不少这样的案例，这说明运动促进训练对早产儿有极其重要的作用。

养育早产儿的注意事项

一、体重低于 2 千克，特别是胎龄小于 32 周的早产儿要在医院接受治疗，待体重达到 2 千克、生命指征正常、能自主吸奶时，才能出院。

二、若进行母乳喂养，要做到按需喂养。要让孩子频繁吸吮妈妈乳头，以保证妈妈乳汁分泌正常。不建议监测每次喂养的奶量。

三、要注意尽早治疗黄疸。由于胆红素代谢能力差，再加上血清蛋白低，早产儿容易出现胆红素增高，从而发生脑细胞受损。所以，一旦黄疸加深时，要及时到医院治疗。

四、要注意早产儿贫血的纠正。对于急性贫血，要在医院治疗。对于轻度贫血的纠正，可以在出生 4 周后进行，每天补铁（2 毫克 / 千克）。每天补铁总量不得超过 15 毫克。一般而言，补 1 个月后，应停 1 ～ 2 周再补，一直补至 2 岁或血红蛋白正常为止。

五、补充维生素 D，预防佝偻病。补充维生素 D 已经成为婴幼儿养育的规范操作，早产儿更要严格补充。建议为早产儿补充维生素 AD。如果孩子出现多汗、睡眠不好等现象，可考虑同时补液体钙。

六、注意预防早产儿视网膜病。在出生后第 4 周或者矫正胎龄 32 周时，要到医院眼科进行眼底筛查，并遵医嘱进行相关治疗，以防止视力障碍的发生。

七、注意进行听力筛查。孩子出生后，应按常规进行听力筛查，也可以在家中进行寻声源试验。可用以下方法做此试验。在一个塑料瓶里装几颗黄豆，分别在距离孩子左右耳后10厘米处摇动。若孩子将头转向发声侧，则视为听力正常。

八、不建议单纯按矫正月龄来监测孩子体重增长。早产儿出生时体重低于正常水平，通过加强喂养才能追赶至正常水平。所以，按出生年龄来监测体重，家长更能体验追赶速度和实际差距，从而能更直观地看到喂养效果。

九、建议早产儿每个月体检一次，一直持续到2岁。要特别注意评估体重增长、肌张力、运动功能等，以明确干预目标。

十、早产儿的疾病转归。基于细心喂养、早期语言智力启蒙、运动促进、精心呵护等，早产儿会很快追赶上正常儿童，同样可以茁壮成长。否则，早产儿容易出现发育迟缓。所以，要尽心尽力养育，以促进孩子正常发育。

早产儿疫苗接种

一、早产儿可以接种各类疫苗，但是出生体重小于 2.5 千克时，应暂缓接种卡介苗。对于乙肝疫苗，可以按程序要求接种。危重早产儿在生命体征平稳后，应尽早接种第一针乙肝疫苗。

二、出生体重低于 2.5 千克的早产儿应暂缓接种卡介苗，待体重大于 2.5 千克且发育良好时，再接种卡介苗。

三、一般而言，要按程序完成各类疫苗的全程预防接种，争取完成二类疫苗的接种。建议每年接种流感疫苗。

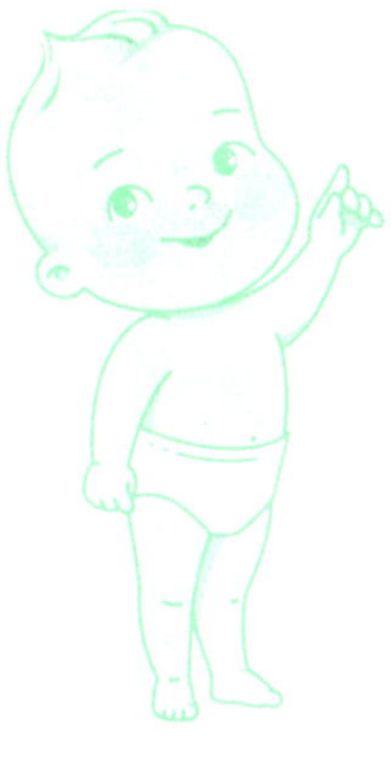

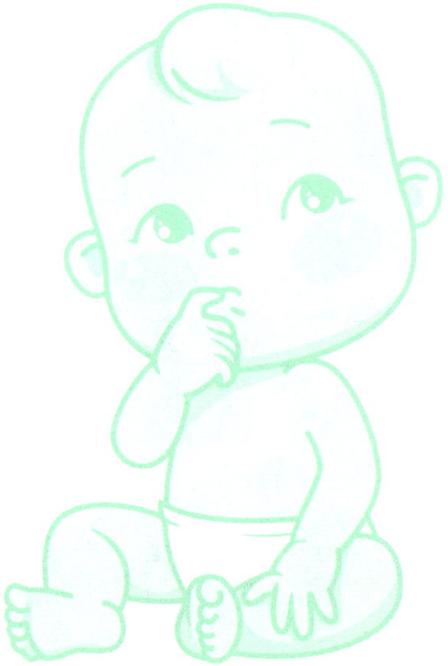

Part 2

病理性黄疸患儿养育照护指南

病理性黄疸概述

正常情况下，孩子出生后都会出现黄疸，一般第 2 ~ 3 天出现，第 4 ~ 6 天达到高峰。足月儿黄疸在出生后 2 周消退，早产儿黄疸在出生后 3 ~ 4 周消退。这种情况称为生理性黄疸。

新生儿病理性黄疸是指各种原因导致的血清胆红素水平异常增高或胆红素增高性质改变，主要表现为皮肤、黏膜或其他器官黄染，可伴有嗜睡、反应差等神经受损表现。

若符合以下任意一条，新生儿黄疸则可能为病理性黄疸，要特别重视。

1. 出生后 24 小时内出现。

2. 持续时间过长。如，足月儿的黄疸持续时间超过 2 周，早产儿黄疸持续时间超过 4 周，仍未消退。

3. 足月儿血清总胆红素＞ 205μmol/L，早产儿血清总胆红素＞ 256.5μmol/L。

4. 胆红素每日上升大于 85.5μmol/L。

5. 退而复现。正常新生儿黄疸，一般 1 ～ 2 周后就退了。如果 3 ～ 5 周后，黄疸又出现，则可能为病理性黄疸。

引起黄疸的原因有多种，溶血性黄疸最为多见，此外还有肝脏胆红素代谢障碍等导致的黄疸。要到正规医院查找原因，并针对原因进行治疗。要做到早治疗、规范治疗、彻底治疗。

病理性黄疸患儿的特点及日常护理

一、皮肤和眼睛有明显黄染，一般为深黄色。

二、胆红素对脑有损害，患儿往往会嗜睡。

三、由于胆红素对脑有损害，个别患儿特别爱哭，并且哭声又高又尖。

四、有的患儿会出现肌张力低下或者肌张力增高，所以一定要防止脑损伤。

五、日常护理中，要注意患儿的吸奶情况，观察患儿的哭声，观察患儿有无嗜睡，查找黄疸的原因，并要到正规医院针对原因进行规范治疗。

病理性黄疸患儿的喂养

一、坚持母乳喂养

妈妈要按时吃好一日三餐，每餐保证足量主食。要多食用富含蛋白质、纤维素、维生素的食物，这有利于孩子退黄。尽量不吃黄颜色的蔬菜和水果，例如橘子、南瓜、胡萝卜等。

要按需哺乳，孩子想吃，就让他吃。保证孩子的进食量才能保证孩子排尿、排便正常，这有利于胆红素的排泄。

妈妈要亲喂，这可以训练孩子的吸吮能力，还可以刺激乳房泌乳，保证乳汁充盈。

二、按时添加辅食

一般而言，母乳喂养 6 个月后，就要添加辅食。要让孩子从一种到多种、从少到多慢慢适应。要做到食物多样化，孩子 8 个月后，一日三餐都要吃主食。

孩子代谢胆红素时会消耗大量蛋白质，适当增加蛋白质类食物能提高血清蛋白含量。

孩子每周可吃动物肝脏一至两次，每天可吃半个至一个鸡蛋（用不同的烹调方法烹制）。

不建议通过孩子大便形状来判断孩子是否消化不良或者食物不耐受。只要孩子不哭不闹、精神好、体重正常增长，那就是正常的，不用干预。

病理性黄疸患儿语言智力启蒙以及运动发育促进

一、语言智力早期启蒙

早期语言智力启蒙对病理性黄疸患儿很重要，对孩子的大脑发育有着不可忽视的作用，是日后不可复制的重要措施。具体可采取以下方法。

1. 母婴语言沟通

从孩子出生以后，在孩子白天清醒时，可用成人的语气、语调跟孩子讲话，特别是在给孩子穿衣、喂奶、换尿不湿等时，例如：“宝宝哭什么呀？是不是拉大便了不舒服呀？妈妈看看好吗？妈妈帮你换尿不湿，宝宝好好睡一觉，快快长大。”

跟患儿的语言沟通应贯穿每天的生活，要在不同时间、不同环境，针对不同主题，用不同的语言与孩子沟通，吸引孩子的兴趣。这对孩子的语言智力发展非常有用，也有助于孩子日后与父母形成良好的沟通模式。孩子的口语发育来源于成人声音和口型的刺激。

2. 为孩子朗读

在患儿清醒时，可以每天为孩子朗读诗歌和儿歌，并观察孩子的反应。这对孩子的语言和智力发展有很好的作用，也有助于激发孩子对阅读的兴趣。

3. 卡片认知训练

孩子 4 ～ 6 月时，就可以拿各种卡片让孩子认知。这是促进孩子大脑发育的重要手段。卡片信息刺激会促进孩子大脑发育，可以丰富孩子大脑的信息刺激，使孩子大脑发育得更好，避免智力发育不良。

4. 音乐刺激

孩子出生后 5 个月时，就可以不断用音乐刺激孩子的听觉。孩子 8 个月时就可以听儿歌。音乐熏陶对孩子有非常好的作用。

5. 用故事培养孩子的语言能力与逻辑思维

故事对婴幼儿来说非常重要。孩子出生后 10 个月，就可以给孩子讲故事，每个故事都要有明确的主题、人物、情节等。要在故事中加入一些疑问，比如，在讲熊大、熊二的故事时可以引入这样的问题："熊大手上拿着什么东西？这东西能做什么？"这有助于孩子从小建立思考问题的习惯。

6. 从归类分析中培养逻辑思维

孩子 1 岁以后就可以进行比较训练，识别各种不同的物体。比如，孩子能识别各种动物之间的差别和关系，并能进行分类，如食草动物、食肉动物、天上飞的动物、地上跑的动物、水中游的动物、两栖动物等。

语言智力早期启蒙的关键在于持之以恒，家长务必注意。人类大脑的潜能是无限的，大脑发育关键期是 3 岁以内。病理性黄疸患儿往往会发生脑损害，更要尽早、细致、认真、持之以恒地促进其大脑发育，方可收到良好的效果。

二、运动发育促进

病理性黄疸可以引起脑瘫，因为胆红素对脑的损伤是不可逆的。所以，对病理性黄疸患儿常规进行运动评估、尽早开展运动促进干预是非常有必要的。

1. 抚触

坚持每天抚触会促进病理性黄疸患儿大脑发育。抚触应在孩子清醒状态下进行，要做到轻柔、有节奏感。不能在孩子吃饱时做抚触，避免吐奶。每天做两次抚触为宜。

2. 婴儿被动操

婴儿被动操是可以进一步促进病理性黄疸患儿运动功能发育的有效方法，也是防止病理性黄疸患儿出现脑瘫的重要措施。

婴儿被动操运动训练可持续到孩子 8 个月能正常爬行为止。也可根据孩子和家庭环境选择不同种类的运动训练项目，培养孩子的运动技能。孩子的运动潜能是无限的。

3. 不同年龄阶段的运动训练

孩子满月后可逐步练习抬头。把孩子放至俯卧状态，孩子会用力抬头。等孩子再大一些，再把孩子两手放至支撑状态，孩子可慢慢学会用双手支撑头部。

孩子满 2 个月可逐步练习翻身，5 个月可练习独坐，7 个月可练习爬行。孩子 1 岁以内，应以训练爬行为主，不建议训练行走。

注意：孩子吃饱半小时或 45 分钟内，不建议运动，以防吐奶。

病理性黄疸患儿容易出现脑瘫或者部分运动障碍，而早期运动训练可以促进孩子运动发育，预防运动障碍，甚至防止脑瘫的发生。

临床实践已经证明，早期运动促进训练对病理性黄疸患儿有着极其重要的作用。

病理性黄疸患儿养育中的注意事项

一、要注意大量溶血造成的重度黄疸，例如蚕豆病。蚕豆病高发地区的新生儿常有病理性黄疸。病理性黄疸往往在孩子出生后 4 ～ 7 天加重，这恰好是妈妈产后出院在家休养期间。家长每天要观察孩子的黄疸是否进一步加重，以及孩子的精神状态。如果黄疸加重，要及时就医治疗。

二、母乳性黄疸相关问题。如果黄疸不是很严重，但持续时间比较长，可停止母乳喂养 5 天。停母乳后，如果黄疸消退，则考虑母乳性黄疸。黄疸消退后，可以继续进行母乳喂养。

三、要注意孩子的病情变化。孩子如果出现嗜睡、尖声哭闹，要及时到医院就诊治疗，防止核黄疸（胆红素对神经组织的损害）的发生。

四、要注意孩子运动发育情况。如果孩子 2 个月时不能抬头，俯卧时头部不能离开床面，四肢过软或者安静时四肢很硬，要及时到正规医院康复科进行相关评估，并进行运动干预。

五、要注意孩子黄疸以外的症状。如果孩子黄疸加重后出现喷射状呕吐，说明胆红素对大脑产生影响，可能出现核黄疸，要及时就诊治疗。

六、要注意孩子溶血表现。在黄疸加重时，若孩子皮肤、面色十分苍白，这说明已出现溶血情况，要及时就医处理。

七、要注意适当给孩子喂水，增加其尿量，促进黄疸排出。

八、要注意检测孩子的听力、视力，以便及时发现听力、视力障碍的发生。

九、要检测孩子眼底。要按时对孩子进行眼底筛查，第一次检查的时间通常是出生后一周以内。如果经检查没有发现任何异常，在孩子 1 ～ 3 个月期间，复查一次就可以。如果在第一次检查的时候，发现明显异常，比如有无血管区或者无灌注区，建议定期复查，如每个月复查一次，并要根据变化调整治疗方案。

十、建议出生一周后，每天口服维生素 AD，一直持续至青春期。

十一、如果 1 岁以后孩子食欲差、体格发育不达标，要注意检查肝功能，查看黄疸指标和蛋白总数。若蛋白总数偏低，要及时补充，因为代谢胆红素会消耗大量蛋白。

十二、建议每个月体检一次，一直到孩子会走路，重点评估运动发育情况。如有异常，及时进行康复干预。

病理性黄疸患儿疫苗接种

一、可以接种

生理性黄疸、母乳性黄疸患儿身体状况良好，可按免疫程序接种疫苗。

病理性黄疸患儿若生命体征（呼吸、体温、脉搏、血压）正常，可正常接种乙肝疫苗。其他疫苗，应暂缓接种。

二、暂缓接种

病理性黄疸患儿应暂缓接种疫苗，经治疗康复后才可以在医生指导下接种疫苗。

三、遵医嘱接种二类疫苗

应遵医嘱接种二类疫苗，建议每年接种流感疫苗至 5 岁。

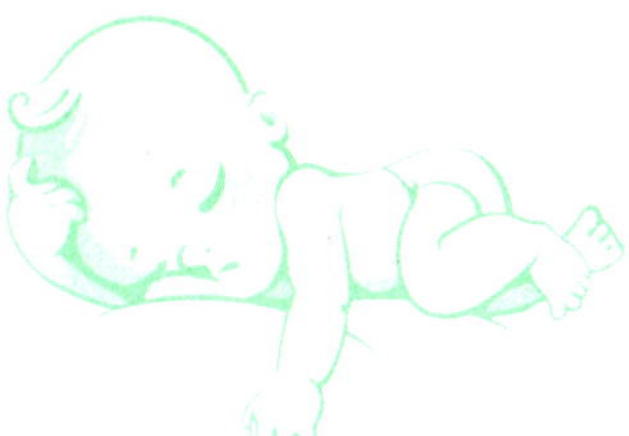

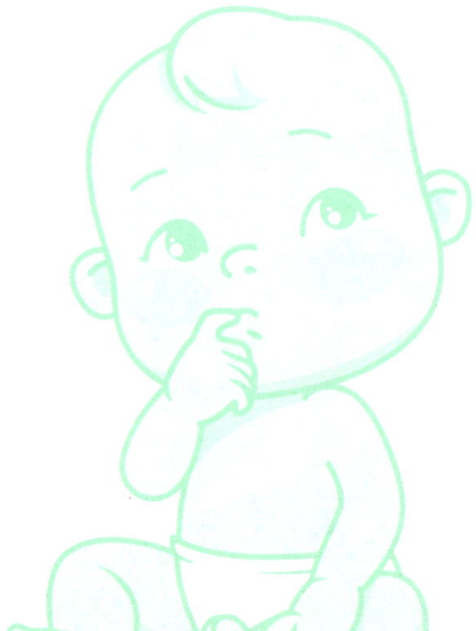

Part 3

颅内出血患儿养育照护指南

新生儿颅内出血概述

新生儿颅内出血俗称脑出血，根据出血部位不同可分为脑室出血、硬膜外出血、硬膜下出血、蛛网膜下出血等。病因主要有缺氧、产伤。

胎龄小于 34 周、体重小于 1500 克的早产儿有 50% 可能因缺氧发生脑出血，值得重视。

此外，脑血管畸形、血液病、维生素 K 缺乏等也可引发脑出血。脑出血患儿经及时抢救能够存活，但可能留下运动障碍和智力障碍等后遗症。

新生儿颅内出血的特点与日常护理

一、特点

早期疾病比较重，会出现脑压增高，以及脑压迫相关症状和体征。患儿需要住院治疗，生命体征平稳后方可出院。

部分患儿可能会有运动障碍，脑 CT 或者核磁共振、颅脑超声、脑电图可能会有异常表现。

部分患儿脑脊液检验会报告出血。大部分患儿脑部病变会逐步消失，个别可能存在较长时间，甚至留下后遗症。

二、日常护理

首先，要营造干净、舒适的环境。

其次，要观察患儿呼吸是否平稳、面色是否红润、大小便是否正常、前囟门是否平软、四肢活动是否自如等。

最后，要观察患儿吐奶情况。如有喷射状呕吐，应考虑脑压高，要及时就诊治疗。

颅内出血患儿的喂养

一、坚持母乳喂养

往往孩子住院时间较长，妈妈长时间没有亲自哺乳，奶量可能会少，但要建立母乳喂养的信心。可以通过中医干预、催乳方剂、催乳师的帮助，重建母乳喂养。

要积极训练孩子吸吮乳头，这一来可以训练孩子正常吸奶，二来可以刺激乳头泌乳。

妈妈要按时吃好一日三餐，每餐主食要吃够，可适当吃肥肉，保证乳汁中的能量，促进孩子体重增长。妈妈要保证蛋白质摄入量，以给孩子提供足够的蛋白质。

妈妈还要多吃富含维生素 K 的食物，如菠菜、黄豆、西红柿、胡萝卜、动物肝脏、蛋类、鱼类等，以保证孩子营养均衡。

二、要按时添加辅食

母乳喂养 6 个月后就要添加辅食，要按照从一种到多种、从少到多的原则添加，让孩子慢慢适应。要做到食物多样化，孩子 8 个月后要吃好一日三餐主食，每周可吃动物肝脏一次，每天可吃一个蛋黄，10 个月后可以吃半个鸡蛋。8 个月以上的孩子如果一日三餐主食没能保证，或者抗拒主食，要适当减少奶量，先保证一日三餐的主食。

不建议通过孩子的大便形状来判断其是否消化不良或者食物不耐受。只要孩子不哭不闹、精神好、体重正常增长，就是正常的，不用干预。

颅内出血患儿的语言智力启蒙与运动发育促进

颅内出血患儿往往会发生脑损伤，所以早期启蒙、开发大脑非常重要。可采取如下方法。

一、语言智力早期启蒙

早期语言智力启蒙对颅内出血患儿非常重要，对孩子的大脑发育有着不可忽视的作用，是日后不可复制的重要措施。

1. 母婴语言沟通

从孩子出生以后，在孩子白天清醒时，要用成人的语气、语调跟孩子讲话，特别是在给孩子穿衣、喂奶、换尿不湿等时，要跟孩子说话，例如："宝宝，你在想什么呀？告诉妈妈好吗？你是不是想听妈妈读书了？好的，妈妈朗读唐诗给宝宝。我们的宝宝要听着诗歌长大。"在不同时间，可以表述不同内容，激发孩子的兴趣，培养孩子与他人沟通的良好习惯。这也是孩子日后与他人沟通的基础，而且能促进其语言发育。与大人的语言沟通是孩子学习语言的最佳方法。

2. 为孩子朗读

在孩子清醒时，可以对着孩子朗读诗歌或儿歌，并观察孩子的反应。这对孩子的语言和智力发展有很好的促进作用，也能逐步使孩子习惯听别人朗读，甚至对阅读产生兴趣。

3. 卡片认知训练

孩子 4 ~ 6 个月时，就可以拿认知卡片让孩子认知。

这是促进孩子大脑发育的重要手段。卡片信息刺激会促进孩子大脑发育，丰富孩子大脑的信息刺激，使孩子大脑发育得更好，防止脑损伤造成的智力发育障碍。

4. 音乐刺激

孩子出生后 5 个月就可以听音乐，可以用音乐刺激孩子的听觉。孩子 8 个月时就可以听儿歌。音乐熏陶对孩子有非常好的作用。

5. 用故事培养孩子的语言能力与逻辑思维

故事对婴幼儿来说非常重要。孩子出生后 10 个月，就可以给孩子讲故事。可以在故事中加入一些疑问，比如在讲熊二抓蝴蝶的故事时可以问："熊二为什么要去抓蝴蝶呀？它抓来自己玩吗？不是的！它抓蝴蝶给妹妹玩。妹妹高兴吗？很高兴。宝宝长大以后也要这样跟其他小朋友玩。"要让孩子在听故事时知道故事的主角是谁，他做了什么，他为什么这样做，等等。

6. 从归类分析中培养逻辑思维

孩子 1 岁以后就可以进行比较训练，识别各种不同的物体。比如，孩子能识别各种动物之间的差别和关系，并进行分类，例如食草动物、食肉动物、天上飞的动物、地上跑的动物、水中游的动物、两栖动物等。

语言智力早期启蒙的关键在于持之以恒，家长要特别注意。人类大脑的潜能是无限的，大脑发育关键期是 3 岁以内。

往往颅内出血患儿会有脑损伤，更要尽早、细致、认真地促进其大脑发育，使其大脑发育更好，以弥补早期疾病带来的脑损伤。

二、运动发育促进

颅内出血患儿往往有脑部损伤，甚至可能发生脑瘫，所以，要对颅内出血患儿常规进行运动能力评估，早期开展运动促进干预非常重要。

1. 抚触

坚持每天抚触对孩子大脑发育有促进作用。抚触要在孩子清醒状态下进行，要做到轻柔、有节奏感，但要注意不能在孩子吃饱时做抚触，避免吐奶。每天做 2 次抚触为宜。

2. 婴儿被动操

婴儿被动操是可以促进颅内出血患儿运动发育的有效方法，也是防止颅内出血患儿发生脑瘫的重要措施。

婴儿被动操运动训练可以持续到颅内出血患儿 8 个

月能正常爬行以后。也可根据孩子和家庭环境选择不同种类的运动训练项目，培养孩子的运动技能，直到孩子能正常行走。

3. 运动障碍肢体按摩

颅内出血患儿往往可能出现某侧肢体肌力低下，可以针对孩子的实际情况，对障碍肢体进行适当的按摩刺激。比如，用拇指轻轻按摩手掌或脚板，每次按摩 3 ~ 5 分钟，可能收到良好的效果。

孩子的运动潜能是无限的，运动促进要根据不同孩子的实际情况实施。

4. 不同年龄阶段的运动训练

孩子满月后可逐步练习抬头。把孩子放至俯卧状态，孩子会用力抬头。再把孩子两手放至支撑状态，可逐步使孩子学会用两手支撑头部。

孩子满2个月可练习翻身，满5个月可练习独坐，满7个月可练习爬行。孩子1岁以内应以练习爬行为主，不建议练习行走。

注意：孩子吃饱半小时或45分钟内，不建议运动，以防吐奶。

颅内出血患儿容易出现脑损伤所致的运动障碍，家长的规范训练，可以促进孩子运动发育。运动促进训练对颅内出血患儿运动功能正常发育有着积极的作用。

颅内出血患儿养育注意事项

一、要注意保温，判断标准是手、脚温暖。

二、孩子哭闹时，不要平行摇晃孩子，防止吐奶引起窒息。孩子睡觉时，尽量保持右侧卧，防止吐奶引起窒息，加重病情。

三、注意观察孩子四肢活动情况，如有活动较弱的肢体，可适当做按摩，促进肢体运动恢复。

四、3 个月后，如果某肢体运动能力不正常，要做颅脑超声，观察脑出血部位的变化情况。

五、最好在出生后几天开始口服维生素 AD。补充维生素 AD 可一直持续至青春期。孩子如有多汗、枕秃、肋缘外翻等情况，要同时补液体钙。

六、要按时进行眼底筛查，第一次检查的时间通常是出生后一周以内。如果经检查没有发现任何异常，在1 ~ 3个月期间，应复查一次。如果第一次检查时，发现明显异常，比如有无血管区或者出现无灌注区，一般建议定期复查，应每个月复查一次，并根据变化调整治疗方案。

七、建议1岁以内每月体检一次，1 ~ 2岁每两个月体检一次，综合评估发育情况。

颅内出血患儿疫苗接种

一般而言，颅内出血患儿不宜接种疫苗，但也有专家建议，可以视情况而定。

一、可以接种

一、二级脑室周围—脑室内出血、蛛网膜下腔出血及硬膜下出血患儿，在出血得到控制、生命体征（呼吸、脉搏、血压）平稳的情况下，应及时接种乙肝疫苗和卡介苗。一切恢复正常后，再按免疫程序接种各类疫苗。注意，应在医生指导下进行。

二、暂缓接种

三、四级脑室周围—脑室出血患儿，有明显的脑软化、空动脑等异常改变，如存在进行性神经系统疾病后遗症，应暂缓接种乙肝疫苗和卡介苗。此后，根据具体情况决定具体处理措施。注意：应在医生指导下进行。

三、按医嘱接种二类疫苗

一切恢复正常后，可按医生要求完成二类疫苗的接种。建议每年接种流感疫苗至 5 岁。

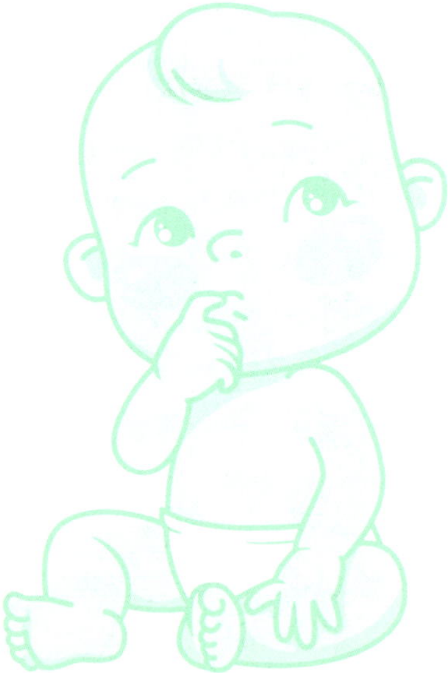

Part 4

窒息患儿
养育照护指南

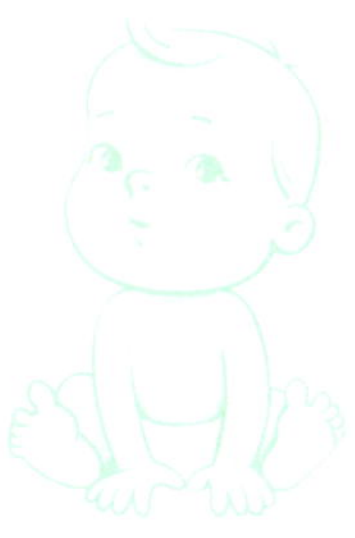

新生儿窒息概述

新生儿窒息是指产前、产时、产后的各种因素，使胎儿因缺氧而发生宫内窘迫或在娩出过程中发生呼吸、循环障碍，以致出生后 1 分钟内没有自主呼吸或未能建立规律呼吸的情况，具体表现有低氧血症、高碳酸血症和酸中毒。

新生儿窒息容易造成脑损伤。患儿可出现面部及全身皮肤苍白，呼吸浅、不规则，肌肉张力差，各种反应差等情况。

患儿往往需要专业医务人员抢救才能存活。

窒息患儿的特点及日常护理

一、由于脑缺氧（缺血缺氧性脑病），可发生脑损伤。

二、由于无氧代谢使糖原消耗量剧增，容易出现低血糖。

三、由于钙调节功能减弱，容易发生低血钙。

四、部分患儿在颅脑 CT 或核磁共振检查中可能发现软化灶。

五、部分患儿会出现惊跳、抽搐等症状。

六、轻度窒息患儿经复苏抢救后可完全康复，基本能正常生活和成长，但是重度窒息患儿可能发生多器官并发症，甚至出现脑瘫。

七、患儿出院后，要注意观察患儿皮肤是否红润、吸奶能力是否好、呼吸是否平稳、四肢活动是否正常等。还要注意肚脐的消毒护理，防止感染。

窒息患儿的喂养

一、坚持母乳喂养

由于孩子住院时间较长，妈妈长时间没有亲自哺乳，奶量可能会少，但妈妈要建立母乳喂养的信心，可通过中医干预、催乳方剂、催乳师帮助，重建母乳喂养。

要积极训练孩子吸吮乳头，这一来可以训练孩子的吸奶能力，二来可以刺激乳房正常泌乳。妈妈要按时吃好一日三餐，每餐主食要吃够。可以适当吃肥肉，同时保证蛋白质摄入量。也可以吃动物肝脏、蛋类、鱼类等，以保证孩子营养均衡。如此，孩子体格才能正常发育。

二、要按时添加辅食

母乳喂养 6 个月后就要添加辅食，要按照从一种到多种、从少到多的原则添加，要做到食物多样化。孩子 8 个月后要吃好一日三餐主食，每周可吃动物肝脏一次，每天可吃半个至一个蛋黄。8 个月以上的孩子如果一日三餐主食不能保证，或者抗拒主食，要适当减少奶量，先保证一日三餐的主食。

不建议根据孩子大便判断是否消化不良或者食物不耐受。只要孩子不哭不闹、精神好、体重正常增长，就是正常的。

窒息患儿语言智力启蒙与运动发育促进

新生儿窒息患儿往往会发生脑损伤。早期启蒙是防止脑损伤所致脑功能障碍的重要措施。可采取如下方法。

一、语言智力早期启蒙

早期语言智力启蒙对新生儿窒息患儿非常重要，对孩子的大脑发育有着不可替代的促进作用，是日后不可复制的重要措施。

1. 母婴语言沟通

从孩子出生以后，在孩子白天清醒时，可以用成人的语气、语调跟孩子讲话，特别是在给孩子穿衣、喂奶、换尿不湿等时，例如：“宝宝想睡觉了吗？宝宝听妈妈唱歌好吗？宝宝听完歌要好好睡觉。睡吧，睡吧，我的好宝宝呀！”在不同时间，可以表述不同内容，激发孩子的兴趣，这是语言启蒙的基础，也是培养孩子沟通能力的基础，更是促进孩子语言和智力发育的重要手段。

2. 为孩子朗读

在孩子清醒时，可以对着孩子朗读诗歌、儿歌，并观察孩子的反应。这对孩子的语言和智力发展有很好的促进作用，也可以逐步培养孩子对阅读的认知。

3. 卡片认知训练

孩子 4 ～ 6 个月，时就可以拿各种卡片让孩子认知，这是促进孩子大脑发育的重要手段。卡片信息刺激会进一步促进孩子大脑发育，丰富孩子大脑的信息刺激，使孩子大脑发育得更好，防止脑损伤对智力发育的影响。

4. 音乐刺激

孩子出生后 5 个月就可以听音乐，可以不断用音乐刺激孩子的听觉。孩子 8 个月就可以听儿歌。音乐熏陶对孩子有非常好的作用。

5. 用故事培养孩子的语言能力与逻辑思维

故事对婴幼儿来说非常重要。孩子出生后 10 个月就可以听故事，家长可以在故事中加入一些疑问，比如在讲小猴子的故事时，可以引入问题："小猴子手里拿的什么呀？香蕉！它拿香蕉做什么呀？它肚子饿了，要吃香蕉来填饱肚子。"总之，要让孩子在听故事时知道故事的主角是谁、他做了什么、他为什么这样做等，以此培养孩子的逻辑思维。

6. 通过归类分析培养逻辑思维

孩子 1 岁以后就可以进行比较训练，识别各种不同的物体。比如，孩子可以明白动物之间的差别和关系，并进行分类，例如食草动物、食肉动物、天上飞的动物、地上跑的动物、水中游的动物、两栖动物等。语言智力早期启蒙的关键在于持之以恒，家长一定要注意。

人类大脑的潜能是无限的，大脑发育关键期是 3 岁以内。往往新生儿窒息患儿有脑损伤，更要尽早、细致、认真、持之以恒地给予促进措施。这样，孩子的大脑才能正常发育。

二、运动发育促进

新生儿窒息患儿往往有脑部的损伤，甚至可能发生脑瘫。所以，对新生儿窒息患儿常规进行运动能力评估，早期开展运动促进干预，是非常重要的。

1. 抚触

坚持每天抚触对新生儿窒息患儿大脑发育有促进作用。抚触应在孩子清醒状态下进行，要做到轻柔、有节奏感，但要注意不能在孩子吃饱时做抚触，避免吐奶。每天做 2 次抚触为宜。

2. 婴儿被动操

婴儿被动操是可以促进新生儿窒息患儿运动发育的有效方法，也是防止新生儿窒息患儿脑瘫的重要手段。婴儿被动操运动训练可持续至孩子能正常走路。

孩子能正常走路后，可根据孩子和家庭环境选择不同种类的运动训练项目，进一步培养孩子的运动技能。

3. 运动障碍肢体的按摩

新生儿窒息患儿往往可能出现某侧肢体肌力低下相关运动问题，可以针对孩子的实际情况对障碍肢体进行适当按摩。比如，用拇指轻轻按摩孩子手掌或脚板，可收到良好效果。孩子的运动潜能是无限的。

4. 不同年龄阶段的运动训练

孩子满月后可逐步训练抬头。把孩子放至俯卧状态，孩子会用力抬头。等孩子再大些，再把孩子两手放至支撑状态，孩子可逐步学会用双手支撑头部。

孩子满 2 个月可训练翻身，5 个月可训练独坐，7 个月可训练爬行。1 岁以内应以训练爬行为主，不建议训练行走。

注意：孩子吃饱半小时或 45 分钟内，不建议进行运动训练，以防吐奶。

很多早期发生窒息的患儿，通过规范训练，可正常发展运动功能，甚至成为运动小健将。这说明运动促进训练能够预防窒息儿可能出现的运动障碍（脑瘫）。

新生儿窒息患儿养育注意事项

一、可用寻声测试法检测孩子的听力。比如，在一个塑料瓶子里装几颗豆子，在孩子清醒时，在孩子耳后 10 ～ 20 厘米处摇动。如果孩子能转向声源侧，说明孩子听力正常。这可以判断脑损伤对听力的影响。

二、可用追视测试法检测孩子的视力。比如，准备一个红色物体，之后在距离孩子眼睛约 20 厘米处，从左到右，从右到左，慢慢移动红色物体。如果孩子眼球能跟着物体移动，说明孩子视力正常。这可以判断脑损伤对视力的影响。

三、可在家评估孩子运动能力和肌肉张力。具体方法是，在孩子清醒、安静的时候，观察孩子全身有无近似塑料娃娃那样僵硬或者非常软的状态。如果不会评估，请到医院或者社区服务站找医生评估。

四、由于可能存在钙代谢障碍，新生儿窒息患儿可能缺钙。所以，建议常规补充维生素 AD，同时补充液体钙。可持续补充至 3 岁，届时找医生评估后再做调整。

五、由于新生儿窒息患儿往往会发生低钙或者脑损伤抽搐，千万注意不可误诊为癫痫，也不可轻易用抗癫痫药，以防止药物影响孩子大脑发育。

六、新生儿窒息患儿由于容易发生脑损伤，可能留下脑损伤后遗症。患儿 3 ~ 6 个月时若有肢体运动障碍，应复查，观察脑内病变部位的变化。

七、及时进行眼底筛查。要按时进行眼底筛查，第一次检查的时间通常是出生后一周以内。如果经检查没有发现任何异常，在 1 ~ 3 个月期间，复查一次即可。

如果第一次检查的时候发现明显异常，比如有无血管区或者出现无灌注区，一般建议定期复查，每个月复查一次，并根据变化调整治疗方案。

八、建议 1 岁以内每个月体检一次，1 ～ 2 岁每两个月体检一次，评估运动发育情况，并及时开展语言能力和运动能力促进措施。

窒息患儿疫苗接种

一、可以接种

轻度窒息患儿，如没有抽搐、能自主吸奶、生命体征（呼吸、脉搏、血压）正常等，可以按时接种疫苗。

二、暂缓接种

重度窒息患儿应暂缓接种疫苗，一切恢复正常后，经医生评估后，再接种疫苗。

三、建议接种

建议6个月后每年接种流感疫苗一次，一直持续至5岁。

附录一　3 岁以下婴幼儿健康养育照护指南（试行）

为贯彻落实《中共中央 国务院关于优化生育政策促进人口长期均衡发展的决定》《国务院办公厅关于促进 3 岁以下婴幼儿照护服务发展的指导意见》（国办发〔2019〕15 号）和《健康儿童行动提升计划（2021—2025 年）》（国卫妇幼发〔2021〕33 号），提升儿童健康水平，促进儿童早期发展，加强婴幼儿养育照护指导，强化医疗机构通过养育风险筛查与咨询指导、父母课堂、亲子活动、随访等形式，指导家庭养育人掌握科学育儿理念和知识，提高婴幼儿健康养育照护能力和水平，特制定本指南。

一、婴幼儿健康养育照护的重要意义

婴幼儿时期是儿童生长发育的关键时期，这一时期大脑和身体快速发育。为婴幼儿提供良好的养育照护和健康管理，有助于儿童在生理、心理和社会能力等方面得到全面发展，为儿童未来的健康成长奠定基础，并有助于预防成年期心脑血管病、糖尿病、抑郁症等多种疾病的发生。

儿童早期是生命全周期中人力资本投入产出比最高的时期，儿童早期的发展不仅决定了个体的健康状况与发展，也深刻影响着国家人力资源和社会经济发展。对婴幼儿进行良好的养育照护和健康管理是实现儿童早期发展的重要举措。父母是婴幼儿养育照护和健康管理的第一责任人，儿童保健人员要强化对养育人养育照护的咨询指导。

二、婴幼儿健康养育照护的基本理念

理念是行动的先导，科学的养育照护理念是促进婴幼儿健康成长的重要保障。儿童保健人员要指导养育人充分认识健康养育照护的重要意义，树立科学的育儿理念，掌握科学育儿知识和技能。

（一）重视婴幼儿早期全面发展

0 ~ 3 岁为婴幼儿期。婴幼儿早期发展是指儿童在这个时期生理、心理和社会能力方面得到全面发展，具体体现在儿童的体格、运动、认知、语言、情感和社会适应能力等各方面的发展。早期发展对婴幼儿的成长具有重要意义，养育人要关注婴幼儿的全面发展。

（二）遵循儿童生长发育规律和特点

养育照护中养育人要遵循婴幼儿生长发育的规律，

尊重个体特点和差异，不盲目攀比，避免揠苗助长。要做好定期健康监测，及时关注婴幼儿生长发育异常表现，做到早发现、早诊断、早干预。

（三）给予儿童恰当积极的回应

养育人要了解各年龄段婴幼儿身心发展特点，在养育照护中应关注婴幼儿的表情、声音、动作和情绪等表现，理解其所发出的信号和表达的需求，及时给予恰当、积极的回应。

（四）培养儿童自主和自我调节能力

婴幼儿的自理能力和良好的行为习惯是在日常生活中逐步养成的。在保证安全的前提下，养育人要为婴幼儿提供自由玩耍的机会，鼓励儿童自由探索，引导婴幼儿发展解决问题的能力和创造力。养育人要帮助婴幼儿建立规律的生活作息，养成良好的生活习惯，逐渐培养其自理能力，不包办代替。养育人要帮助儿童识别自己和他人的情绪，适时建立合理规则，发展儿童的自我调节能力。

（五）注重亲子陪伴和交流玩耍

婴幼儿在与养育人的亲密相处中逐渐认识自我、建立自信、培养情感和拓展能力。养育人应充分参与对婴幼儿的养育照护，提供高质量的亲子陪伴与互动，共同感受成长的快乐，建立融洽的亲子关系。交流和玩耍是亲子陪伴的重要内容，也是养育照护中促进婴幼儿早期发展的核心措施。

（六）将早期学习融入养育照护全过程

在日常养育过程中，婴幼儿通过模仿、重复、尝试等，发展运动、认知、语言、情感和社会适应等各方面能力。养育人要将早期学习融入婴幼儿养育照护的每个环节，充分利用家庭和社会资源，为婴幼儿提供丰富的早期学习机会。

（七）努力创建良好的家庭环境

家庭是婴幼儿早期成长和发展的重要环境。要构建温馨、和睦的家庭氛围，给儿童展现快乐、积极的生活态度，培养积极、乐观的品格。同时，要为婴幼儿提供整洁、安全、有趣的活动空间，有适合其年龄的玩具、图书和生活用品。

（八）认真学习提高养育素养

养育人要学习婴幼儿生长发育知识，掌握养育照护和健康管理的各种技能和方法，不断提高科学育儿的能力，在养育的实践中，与儿童同步成长。

养育人的身心健康会影响养育照护过程，从而对儿童健康和发展产生重要影响。养育人应主动关注自身健康，保持健康生活方式，提高生活质量，定期体检，及时发现和缓解养育焦虑，保持身心健康。

三、婴幼儿健康养育照护咨询指导内容

（一）生长发育监测

1. 目的和意义

婴幼儿健康不仅表现为没有疾病或虚弱，还体现在身体、心理和社会功能的完好状态以及潜能的充分发展。监测婴幼儿体格生长、心理行为发育和社会适应能力发展，是保障和促进婴幼儿健康成长的重要手段。

指导养育人了解婴幼儿生长发育的特点，积极参加

儿童定期健康检查，开展生长发育家庭监测，并及时发现问题，在医务人员指导下尽早干预，从而促进婴幼儿身心健康发展。

2. 指导要点

（1）定期健康检查

养育人应定期带婴幼儿接受国家基本公共卫生服务项目0～6岁儿童健康管理，1岁以内婴儿应当在出院后1周内、满月、3月龄、6月龄、8月龄和12月龄，1～3岁幼儿在18月龄、24月龄、30月龄和36月龄时监测其健康状况，及早发现消瘦、超重、肥胖、发育迟缓、贫血、维生素D缺乏性佝偻病、眼病、听力障碍及龋病等健康问题，查找病因，及时干预。

（2）体格生长监测

指导养育人使用0～3岁儿童生长发育监测图（附

件 1）进行家庭自我监测。若儿童体重、身长（身高）等体格生长水平低于第 3 百分位或高于第 97 百分位，或者出现生长速度平缓或下降或突增，应及时就诊。

（3）心理行为发育监测

婴幼儿心理行为发育涉及感知、认知、大运动、精细动作、语言、社会适应与交往等多方面。指导养育人及时了解 0 ～ 3 岁婴幼儿的心理行为发育里程碑；在接受国家基本公共卫生服务项目 0 ～ 6 岁儿童健康检查时，积极配合进行“儿童心理行为发育问题预警征象”筛查（附件 2）等儿童心理行为发育检查，及时发现发育偏异的可能和风险，进行进一步评估和早期干预。

（4）眼病的防控与家庭照护

指导养育人提高对视力不良和近视的防控意识，引导家庭定期主动接受儿童眼保健和视力检查服务，完成各年龄阶段的眼病筛查、视力和“远视储备量”的监测，以早期发现和治疗早产儿视网膜病变、先天性白内障、视网膜母细胞瘤等致盲性眼病，预防近视的发生。

日常养育照护中应保证婴幼儿充足睡眠、均衡膳食和户外活动时间，减少持续近距离用眼时间，保持婴幼儿眼部清洁卫生。2岁以内不建议观看或使用电子屏幕，2岁以上观看或使用电子屏幕时间每天累计不超过1小时，每次使用时间不超过20分钟。如婴幼儿出现以下症状应及时就诊：不能追视、对外界反应差；看东西时凑近、眯眼、皱眉、斜眼、歪头；瞳孔区发白、畏光、流泪、眼部发红或有脓性分泌物等。

（5）听力障碍的预防与家庭照护

指导家庭积极主动接受儿童耳及听力保健服务，注意观察儿童对声音的反应和语言发育的情况。日常养育中，应远离强声或持续噪声环境，避免儿童去有强工业噪声、娱乐性噪声的场所；避免儿童使用耳机；洗澡或游泳时防止呛水和耳部进水；不要自行清洁外耳道，避免损伤；避免头部、耳部外伤和外耳道异物；儿童罹患腮腺炎或脑膜炎后，应注意观察其听力变化。

如发现儿童有以下情形之一，应及时就诊，接受进一步评估：耳部及耳周皮肤异常；外耳道有分泌物或异常气味；有拍打或抓挠耳部的动作；有耳痒、耳痛、耳胀等症状；对声音反应迟钝，或有语言发育迟缓的表现；头常常往一侧歪，或对呼唤无回应。

（6）龋病的防控与家庭照护

婴幼儿萌出第一颗乳牙时就应开始清洁牙齿。养育人可根据月龄选用纱布、指套牙刷、儿童常规牙刷早晚为婴幼儿清洁牙齿。建议使用儿童含氟牙膏，牙膏使用量为米粒大小。每次进食后喂白开水或清洁口腔。尽量避免餐间摄入含糖饮食，饮水以白水为主。养育人不应将食物嚼碎后再喂给婴幼儿、不应与婴幼儿共用餐具，婴幼儿喂养器具应经常清洗消毒。

第一颗乳牙萌出到12月龄之间，进行第一次口腔检查和患龋风险评估，之后每3～6个月定期检查。对患龋中、低风险的婴幼儿，每年使用含氟涂料2次；对高风险的婴幼儿，每年使用4次。乳磨牙深窝沟可行窝沟封闭。一旦发现牙齿有颜色、质地及形态的改变建议及时就诊。

（二）营养与喂养

1. 目的和意义

充足的营养和良好的喂养是促进婴幼儿体格生长、机体功能成熟及大脑发育的保障。养成良好的饮食习惯，是培养婴幼儿健康生活方式的重要内容，为成年期健康生活方式奠定基础。

指导养育人掌握母乳喂养、辅食添加、合理膳食、饮食行为等方面的基本知识和操作技能，为婴幼儿提供科学的营养喂养照护，预防儿童营养性疾病的发生，促进儿童健康成长。

2. 指导要点

（1）母乳喂养

①母乳喂养优点。母乳含有丰富的营养素、免疫活性物质和水分，能够满足 0 ～ 6 个月婴儿生长发育所需的全部营养，有助于婴幼儿大脑发育，降低婴儿患感冒、肺炎、腹泻等疾病的风险，减少成年后肥胖、糖尿病、心脑血管疾病等慢性病的发生，增进亲子关系，还可以减少母亲产后出血、乳腺癌、卵巢癌的发病风险。

②母乳喂养方法。出生后尽早进行皮肤接触、早

吸吮、早开奶。6个月内的婴儿提倡纯母乳喂养，不需要添加水和其他食物。做到母婴同室、按需哺乳，每日8～10次以上，使婴儿摄入足量乳汁。

③促进乳汁分泌的方法。婴儿充分地吸吮是促进乳汁分泌的最有效方法。母亲心情愉悦、睡眠充足、营养均衡也是促进泌乳的重要因素。若持续母乳不足，应在医生评估指导下处理。

④早产儿哺乳。母乳喂养是早产儿首选的喂养方式，提倡母亲亲自喂养和袋鼠式护理。对胎龄<34周、出生体重<2000克的早产儿或体重增长缓慢者，根据医生指导，在母乳中添加母乳强化剂。

（2）微量营养素的补充

①足月儿生后数日内开始，在医生指导下每天补充维生素D400国际单位，促进生长发育。纯母乳喂养的足月儿或以母乳喂养为主的足月儿4～6月龄时可根据

需要适当补铁，以预防缺铁性贫血的发生。

②早产或低出生体重儿一般生后数日内开始，在医生指导下，每天补充维生素 D 800 ～ 1000 国际单位，3 个月后改为每天 400 国际单位；出生后 2 ～ 4 周开始，按 2 毫克 /（千克 · 天）补充铁元素，上述补充量包括配方奶及母乳强化剂中的含量。酌情补充钙、维生素 A 等营养素。

（3）辅食添加

①添加时间。婴儿 6 个月起应添加辅食，在合理添加辅食基础上，可继续母乳喂养至 2 岁及以上。早产儿在矫正月龄 4 ～ 6 月时应添加辅食。

②添加原则。每次只添加一种新的食物，由少量到多量、由一种到多种，引导婴儿逐步适应。从一种富含铁的泥糊状食物开始，逐渐增加食物种类，逐渐过渡到半固体或固体食物。每引入一种新的食物，适应 2 ～ 3

天后再添加新的食物。

③辅食种类。制作辅食的食物包括谷薯类、豆类及坚果类、动物性食物（鱼、禽、肉及内脏）、蛋、含维生素A丰富的蔬果、其他蔬果、奶类及奶制品等7类。添加辅食种类每日不少于4种，并且至少应包括一种动物性食物、一种蔬菜和一种谷薯类食物。6～12月龄阶段的辅食添加对婴儿生长发育尤为重要，要特别注意添加的频次和种类。婴幼儿辅食添加频次、种类不足，将明显影响生长发育，导致贫血、低体重、生长迟缓、智力发育落后等健康问题。6～9月龄婴儿，每天需要添加辅食1～2次。9～12月龄婴儿，每天添加辅食增为2～3次。

④合理制作。婴幼儿辅食应单独制作，选用新鲜、优质、无污染的食材和清洁的水制作。烹调宜用蒸、煮、炖、煨等方式，食材要完全去除硬皮、骨、刺、核

等，豆类或坚果要充分磨碎。1 岁以内婴儿辅食应保持原味，不加盐、糖和调味品，1 岁以后辅食要少盐、少糖。鼓励幼儿尝试多样化食物，避免食用经过腌制、卤制、烧烤的食物，以及重油、甜腻、辛辣刺激的重口味食物。

6 ~ 24 月龄婴幼儿辅食添加要点详见附件 3。

（4）培养良好的饮食习惯

1 岁以后幼儿逐步过渡到独立进食，养育人要为幼儿营造轻松愉快的进食环境，引导而不强迫幼儿进食。安排幼儿与家人一起就餐，并鼓励自主进食。关注幼儿发出的饥饿和饱足信号，及时作出回应。不以食物作为奖励和惩罚手段。幼儿进餐时不观看电视、手机等电子产品，每次进餐时间控制在 20 分钟左右，最长不宜超过 30 分钟，并逐渐养成定时进餐和良好的饮食习惯。

（三）交流与玩耍

1. 目的和意义

交流和玩耍是婴幼儿养育照护的重要内容，有利于构建良好的亲子依恋关系和伙伴关系，提升儿童体格生长和运动能力发育水平，促进心理行为和社会能力的发展。

指导养育人重视并掌握亲子交流与玩耍运动的知识与技能，充分利用家庭和社会资源，为儿童提供各种交流玩耍的机会，促进婴幼儿各种能力的协同发展。

2. 指导要点

（1）亲子交流

①身体接触。养育人通过抚摸、拥抱等身体的亲密接触进行亲子交流，让婴幼儿感受到养育人的关爱，建立依恋，培养亲情。

②肢体语言。养育人通过眼神、表情、肢体动作等方式，表达对婴幼儿的关注、喜爱、鼓励和安慰，从而进一步增进亲子感情，促进亲子交流互动。

③语言交流。养育人尽早使用语言同婴幼儿进行交流，从简单的语音开始，逐渐提升到单词、短语，再到完整的语句。向婴幼儿描述周围的人、日常用品、活动和事物等，帮助孩子练习听和说，培养理解和表达能力；随着语言能力的提高，要经常为婴幼儿讲故事、读绘本、唱儿歌，多听多说，为婴幼儿提供丰富的语言环境。

（2）玩耍运动

①自由玩耍。养育人应利用室内和户外各种条件和场所，与婴幼儿一起进行不拘形式的自由玩耍。主动营造快乐的氛围，关注婴幼儿的好奇心，并通过陪伴、互动、示范等方式引导婴幼儿尝试不同的活动，激发探索

的兴趣。

②亲子游戏。亲子互动游戏是婴幼儿最常见和重要的活动方式，如念儿歌、模仿动物叫声、和婴儿一起模仿打电话、听指令拿东西、躲猫猫、拍手游戏、叫名字、照镜子、指认身体部位等。根据婴幼儿的年龄和发育水平选择玩具，鼓励养育人利用日常用品或自制玩具进行游戏，如用空盒子玩垒高游戏。在亲子游戏中，注重婴幼儿认知、语言、情感及社会交往等能力的发展，提倡父亲参与。

③运动锻炼。顺应婴幼儿运动发育规律，充分利用室内外安全和开放的活动场地，提供爬、走、跑、跳等大动作，以及抓握、垒高、涂鸦等精细动作的练习机会。避免婴幼儿久坐超过 1 小时。幼儿每天身体活动时间至少 3 小时，其中户外活动时间至少 2 小时，遇到雾霾、高温等特殊天气宜酌情减少户外活动时间。

不同年龄段的婴幼儿亲子交流与玩耍运动要点详见附件 4。

（3）社交体验

①家庭活动。养育人要为婴幼儿提供快乐的家庭生活，包括日常的衣食住行和各种家庭活动。有计划地让幼儿参与力所能及的家务劳动，如练习整理自己的衣物、用品、玩具、书本等，提升生活技能和自理能力。通过走亲访友、家庭聚会、生日和节日活动等家庭活动，帮助婴幼儿学习和他人相处，获得丰富的生活体验。

②同伴交往。养育人应经常为婴幼儿创造与同龄伙伴交流和玩耍的机会。通过示范和引导，帮助幼儿发展关心、分享、合作等亲社会行为，对积极的行为给予及时肯定和赞赏。在与小朋友交往中，帮助幼儿学习简单的行为规则。关注婴幼儿的情绪变化，通过抚摸、拥

抱、柔和的语调等方式缓解其焦虑、恐惧、愤怒等不良情绪。

③社区活动。养育人应充分利用社区资源（公园、儿童活动中心、儿童游乐园、文体场所等），带儿童参观、游览、玩耍，接触大自然，获得丰富体验。

（四）生活照护指导

1. 目的和意义

良好的日常生活照护是促进婴幼儿生长发育的基本保障，是养育人实践回应性照护的重要体现，也是建立亲子关系的重要纽带。

指导养育人重视对婴幼儿的生活照护，创设良好的居家环境，掌握日常护理和推拿保健技巧，培养婴幼儿健康的生活方式，养成良好的生活作息习惯。

2. 指导要点

（1）居家环境

①家庭氛围。营造温馨、和谐、愉快的家庭氛围。在构建良好亲子关系的同时，也要构建良好的夫妻关系和亲友关系，家人之间应充分沟通，保持一致的养育观念和态度。正确处理家庭矛盾，避免对婴幼儿忽视，杜绝虐待婴幼儿和一切形式的家庭暴力。

②家庭设施。居家环境要整洁、舒适。提供适合婴幼儿年龄特点的用具，如餐具和水杯、儿童便器等。根据婴幼儿发育水平提供适当的玩具、图片和图书等。在合适位置张贴图案简洁、色彩鲜艳、富有童趣的挂图。

③儿童空间。家庭中设置相对固定和安全的婴幼儿活动区域，空间和设施要符合婴幼儿的特点和发育水平。

（2）日常护理

①衣着护理。为婴幼儿提供合格、舒适、清洁、安全的衣物。穿衣或换尿布时，注意观察婴幼儿的反应，通过表情、语言等给予回应和互动，逐步引导婴儿学会主动配合和自主穿衣。

②盥洗护理。重视婴幼儿个人卫生，经常为婴幼儿洗澡，且养育人应全程在场。借助唱儿歌、讲故事等方式为婴幼儿示范正确的洗手、洗脸、刷牙等盥洗方法，引导和鼓励幼儿自己动手。

③大小便护理。关注婴幼儿大小便前的动作和表情，掌握其时间规律，固定大小便场所，逐步培养幼儿表达大小便的方式，2岁后逐渐减少白天使用尿布的时间。

（3）推拿保健

指导养育人学会使用摩腹、捏脊等婴幼儿常见推拿保健方法，对婴幼儿进行日常推拿保健，增强婴幼儿体质。

（4）睡眠照护

①睡眠环境。卧室应安静、空气新鲜，室内温度 20℃～25℃为宜。白天不必过度遮蔽光线，夜晚睡后熄灯。卧室不宜放置电视等视屏类产品。

②睡眠时间。保证婴幼儿的充足睡眠，每天总睡眠时间在婴儿期为 12～17 小时，幼儿期为 10～14 小时。婴幼儿夜间睡眠时间应达到 8 小时以上。

③入睡方式。培养婴幼儿自主入睡习惯，敏感识别婴幼儿睡眠信号，及时让其独立入睡，避免养成抱睡、摇睡、含乳头睡等不良入睡习惯。

（五）伤害预防

1. 目的和意义

预防伤害是养育人的基本责任，对婴幼儿一生的健康至关重要，也是帮助婴幼儿养成安全意识和行为习惯的重要内容。

指导养育人树立预防婴幼儿伤害的意识，牢记婴幼儿不能离开养育人的视线范围，养成安全看护的行为习惯，提升环境安全水平，掌握常用急救技能，预防婴幼儿伤害发生。

2. 指导要点

（1）加强看护

①专心看护。看护婴幼儿时，不应同时使用手机等电子设备，不从事其他非必要活动。多人与婴幼儿一起时，应明确一人负责照护。

②近距离看护。与婴幼儿保持较近的距离。婴幼儿在水中或水边、高处、身边有动物等情况下，与婴幼儿保持伸手可及的距离。

③看护禁忌。不让婴幼儿处在无人看护的状态下，不与婴幼儿做不安全的游戏，不让未成年人看护婴幼儿。

④行为示范。养育人自身遵守安全规则，在日常看护中为幼儿做出安全示范，教会其识别伤害风险，提升幼儿的安全意识，帮助其建立安全行为习惯。

（2）营造安全环境

①清除隐患。随时排查和清除婴幼儿活动区域内的尖锐物品，可放入口、鼻、耳的小件物品或食物，破损玩具，不安全的运动娱乐设备和电器、药物、化学品等。

②隔离危险。楼梯、厨房应安装护栏、门栏，将药物、日用化学品、热物、刀具、电源、电器放置在婴幼儿无法接触到的固定位置，水池、沟渠要安装护栏，水桶、水盆、井等要加盖。

③使用安全产品。选择有安全质量认证的、适龄的玩具和儿童用品。使用儿童安全座椅、家具防护角、窗户锁等安全相关产品。

（3）紧急处置

①心肺复苏。养育人应主动学习并掌握婴幼儿意识、呼吸、心跳的判断方法，不同年龄段婴幼儿心肺复苏方法。

②常见伤害处置。养育人应主动学习基本的院前止血、包扎、固定、搬运技术。学会用腹部冲击法、背部叩击法、胸部冲击法等，处置婴幼儿气道异物梗阻。掌握烧烫伤后用凉水冲洗、浸泡，安全去除伤处衣物，防止创面感染的现场处理方法。

③虐待暴力处置。注意观察婴幼儿，怀疑婴幼儿遭受虐待或暴力时，应及时寻求专业部门的援助，并向公安机关等部门报告。

（六）常见健康问题的防控及照护

1. 目的和意义

定期接受健康检查、及时接种疫苗是预防婴幼儿常见健康问题的必要策略，也是婴幼儿健康成长的重要保障。

通过指导，使养育人了解、辨识婴幼儿常见健康问题，掌握相应的家庭护理技能。

2. 指导要点

（1）高危儿家庭护理

对存在健康风险因素的高危儿，如早产儿、出生低体重儿、有出生并发症的新生儿等，要指导养育人及时就诊，在医生指导下进行家庭干预和护理。

（2）营养性疾病的防控

①缺铁性贫血。婴儿 6 月龄起，要及时添加富含铁

的食物，以预防缺铁性贫血。发生缺铁性贫血应按医嘱及时补充铁剂。

②营养不良。要合理添加辅食，保障婴幼儿生长所需能量、蛋白质及其他营养素。连续2次体重增长不良或营养改善3～6个月后身长仍增长不良者，需到专科门诊进行会诊治疗。强化儿童营养与喂养指导，提倡吃动并重，预防和减少儿童超重和肥胖。

③维生素D缺乏性佝偻病。发病高峰在3～18月龄。婴幼儿出生数日后即可开始补充维生素D，尽早进行户外活动，充分暴露身体部位，可预防佝偻病发生。发生维生素D缺乏性佝偻病应按医嘱治疗。

（3）传染病的预防与家庭护理

幼儿急疹、风疹、手足口病、水痘、流感等为婴幼儿常见传染病。养育人应及时为婴幼儿接种疫苗，保持室内空气流通，注意个人卫生，积极进行运动锻炼，传染病流行期间不去人多聚集的地方，预防传染病的发生。婴幼儿患病期间要遵医嘱进行治疗，做好隔离和环境物品的清洁消毒，注意休息和营养，做好口腔、皮肤等的护理。

（4）危重症识别。

婴幼儿如出现以下症状，建议立即就诊：精神状态较平时差，进食量明显减少，不能喝水或吃奶；抽搐或囟门凸起；频繁呕吐；呼吸加快（1 分钟计数呼吸次数，＜ 2 月龄超过 60 次、2 ～ 12 月龄超过 50 次、2 ～ 3 岁超过 40 次）；鼻翼翕动、胸凹陷等呼吸困难，呼吸暂停伴紫绀；腹泻水样大便持续 2 ～ 3 天，大便带血，小便明显减少或无尿；眼窝凹陷或囟门凹陷，皮肤缺乏弹性，哭时泪少；脐部脓性分泌物多，脐周皮肤发红和肿胀；新生儿皮肤严重黄染（手掌或足底）、皮肤脓疱；眼或耳部有脓性分泌物。

附件：

1. 0～3 岁儿童生长发育监测图

2. 儿童心理行为发育问题预警征象筛查表

3. 6～24 月龄婴幼儿辅食添加要点

4. 婴幼儿亲子交流与玩耍要点

附件 1　0～3 岁儿童生长发育监测图

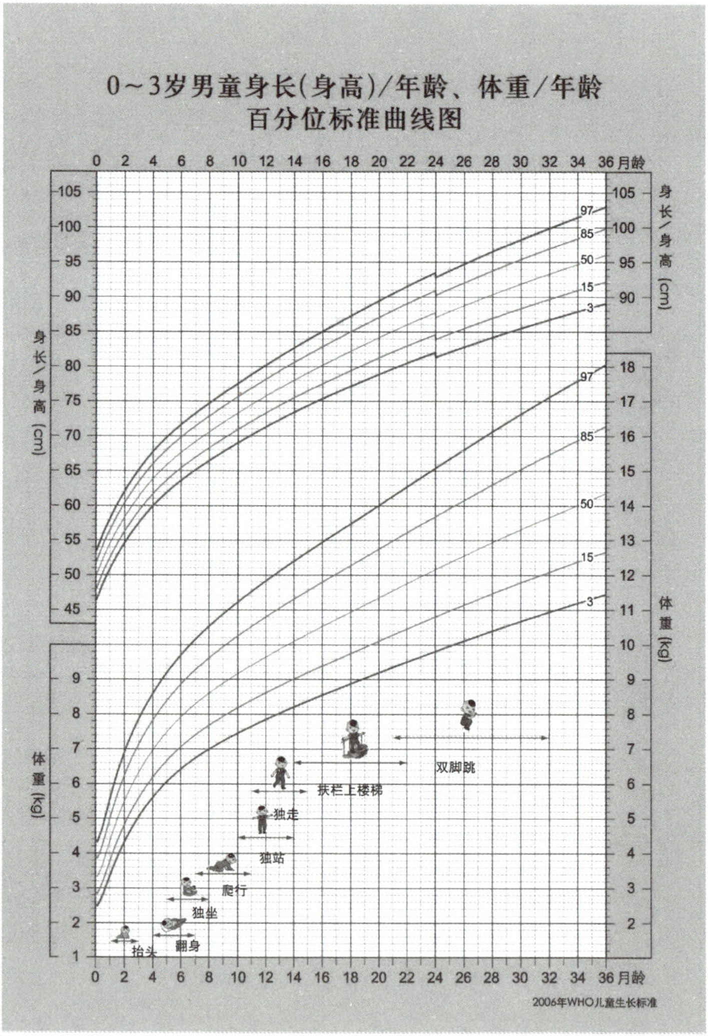

0～3岁女童身长(身高)/年龄、体重/年龄百分位标准曲线图

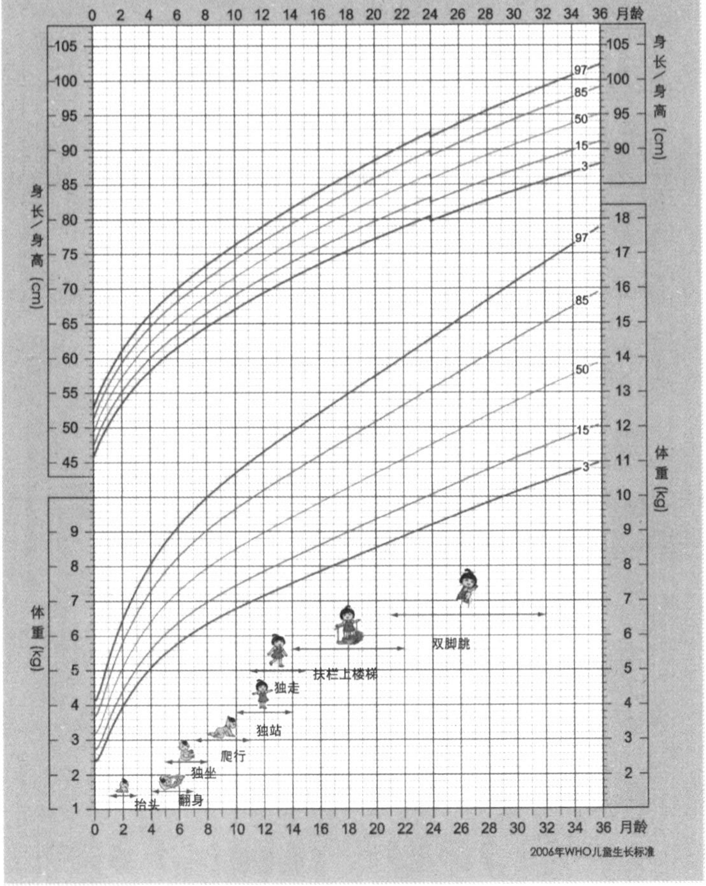

附件 2 儿童心理行为发育问题预警征象筛查表

年龄	预警征象		年龄	预警征象	
3月	1.对很大声音没有反应	□	6月	1.发音少，不会笑出声	□
	2.逗引时不发音或不会微笑	□		2.不会伸手抓物	□
	3.不注视人脸，不追视移动的人或物品	□		3.紧握拳松不开	□
	4.俯卧时不会抬头	□		4.不能扶坐	□
8月	1.听到声音无应答	□	12月	1.呼唤名字无反应	□
	2.不会区分生人和熟人	□		2.不会模仿“再见”或“欢迎”动作	□
	3.双手间不会传递玩具	□		3.不会用拇食指对捏小物品	□
	4.不会独坐	□		4.不会扶物站立	□
18月	1.不会有意识叫“爸爸”或“妈妈”	□	24月	1.不会说3个物品的名称	□
	2.不会按要求指人或物	□		2.不会按吩咐做简单事情	□
	3.与人无目光交流	□		3.不会用勺吃饭	□
	4.不会独走	□		4.不会扶栏上楼梯/台阶	□

续表

年龄	预警征象		年龄	预警征象	
30月	1.不会说2～3个字的短语	□	36月	1.不会说自己的名字	□
	2.兴趣单一、刻板	□		2.不会玩“拿棍当马骑”等假想游戏	□
	3.不会示意大小便	□		3.不会模仿画圆	□
	4.不会跑	□		4.不会双脚跳	□
4岁	1.不会说带形容词的句子	□	5岁	1.不能简单叙说事情经过	□
	2.不能按要求等待或轮流	□		2.不知道自己的性别	□
	3.不会独立穿衣	□		3.不会用筷子吃饭	□
	4.不会单脚站立	□		4.不会单脚跳	□
6岁	1.不会表达自己的感受或想法	□			
	2.不会玩角色扮演的集体游戏	□			
	3.不会画方形	□			
	4.不会奔跑	□			

注：适用于0～6岁儿童。检查有无相应年龄的预警征象，发现相应情况在“□”内打“✓”。该年龄段任何一条预警征象阳性，提示有发育偏异的可能。

附件 3　6 ~ 24 月龄婴幼儿辅食添加要点

月龄	频次（每天）	母乳之外食物 每餐平均进食量	食物质地 (稠度/浓度)	食物种类
6个月之后 (6月龄) 开始添加 辅食	继续母乳喂养 + 从1次开始添加泥糊状食物逐渐推进到2次	从尝一尝开始 逐渐增加到2～3小勺	稠粥/肉泥/ 菜泥	辅食主要包括以下7类： 1.谷薯/主食类（稠粥、软饭、面条、土豆等） 2.动物性食物（鱼、禽、肉及内脏） 3.蛋类 4.奶类和奶制品（以动物乳、酸奶、奶为主要原料的食物等） 5.豆类和坚果制品（豆浆、豆腐、芝麻酱、花生酱等） 6.富含维生素A的蔬菜和水果（南瓜、红心红薯、芒果等） 7.其他蔬菜和水果（白菜、西蓝花、苹果、梨等） *添加辅食种类每日不少于4种，并且至少应包括一种动物性食物、一种蔬菜和一种谷薯类食物
6～9月龄	继续母乳喂养 + 逐渐推进（半）固体食物摄入到1～2次	每餐2～3勺 逐渐增加到1/2碗 (250ml的碗)	稠粥/糊糊/捣烂或煮烂的家庭食物	
9～12月龄	逐渐推进（半）固体食物摄入到2～3次 + 继续母乳喂养	1/2碗 (250ml的碗)	细细切碎的家庭食物/手指食物/条状食物	
12～24月龄	3次家庭食物进餐 + 2次加餐 + 继续母乳喂养	3/4碗到1整碗 (250ml的碗)	软烂的家庭食物	

附件 4 婴幼儿亲子交流与玩耍要点

0～1月龄	1～3月龄	3～6月龄
交流：注视新生儿的眼睛，温柔地与他（她）说话，尤其是哺乳、照护的时候，让新生儿看养育人的脸，听养育人的声音。	交流：在喂奶时或孩子清醒时，对着他（她）笑，模仿他（她）的声音和他（她）说话交流。	交流：经常和孩子说话、逗笑，通过模仿他（她）的声音、表情和动作与他（她）交流。
玩耍：让新生儿看、听，接触养育人，自由地活动四肢；轻轻地抚摸和怀抱他（她），与他（她）亲密皮肤接触会更好。	玩耍：让孩子看、听，接触养育人，自由地活动四肢；在床上、炕上帮助婴儿俯卧、抬头；慢慢移动彩色玩具或物品让他（她）看、触摸，可用红球、绳子串起的圆环做玩具。	玩耍：多让孩子俯卧、抬头，帮助他（她）翻身，让孩子伸手去够、抓握玩具，可用不同质地的，如布或塑料瓶做的玩具。

续表

6～9月龄	9～12月龄	12～18月龄
交流：对孩子的声音和兴趣给予回应，叫他（她）名字观察反应，用布遮住脸玩“躲猫猫”，和他（她）说看到的人或物品。 玩耍：让孩子练习坐，在床上、炕上翻滚，给他（她）提供一些干净、安全的家庭物品，让他（她）抓握、传递、敲打，可用杯子、勺子做玩具。	交流：教孩子认家中物品、人及身体部位，和孩子说话、唱歌、结合场景边说边做手势，如拍手“欢迎”、挥手“再见”。可用具有五官的娃娃做玩具。 玩耍：鼓励孩子爬行、站立和扶走，让他（她）练习用拇食指捏小物品。把玩具放在布下面与孩子玩“藏猫猫”。	交流：问孩子简单的问题，回应他（她）说的话。用简单的指令调动他（她）的活动，如“把杯子给我”；鼓励他（她）称呼周围的人，看物品和图片，说出名称。 玩耍：鼓励孩子独自行走、蹲下和站起，握笔涂画，用套叠杯、碗、饮料瓶玩堆叠游戏，或把物品放进容器再拿出来。

续表

18～24月龄	24～36月龄
交流：与孩子多说话，问他（她）问题并耐心等待他（她）的回答，用清晰、正确的发音回应他（她）说的话。带他（她）边看大自然、图画书和物品，边和他（她）交谈。	交流：与孩子一起看图画书，讲故事、说儿歌，尝试和他（她）讨论图画书的内容；教他（她）说自己的姓名、性别，教他（她）认识物品的形状、颜色、用途。
玩耍：多户外活动，鼓励孩子扶着支撑物上下台阶，玩扔球、踢球，练习翻书、拧开瓶盖。引导他（她）玩给娃娃喂饭等模仿性游戏。	玩耍：让孩子练习单脚站立、双脚蹦跳、踢球等，培养他（她）自己洗手、吃饭、扣扣子、穿鞋等生活自理能力；鼓励他（她）与小朋友玩“开火车”“骑竹竿”等游戏。

附录二 0～12 个月婴儿身高体重头围发育表

女婴身高体重头围发育表

指标 月龄	身长（单位：cm）			体重（单位：kg）			头围（单位：cm）		
	下限值	中间值	上限值	下限值	中间值	上限值	下限值	中间值	上限值
出生时	46.4	49.7	53.2	2.54	3.21	4.10	31.6	34.0	36.4
1月	49.8	53.7	57.8	3.33	4.20	5.35	33.8	36.2	38.6
2月	53.2	57.4	61.8	4.15	5.21	6.60	35.6	38.0	40.5
3月	56.3	60.6	65.1	4.90	6.13	7.73	37.1	39.5	42.1
4月	58.8	63.1	67.7	5.48	6.83	8.59	38.3	40.7	43.3
5月	60.8	65.2	69.8	5.92	7.36	9.23	39.2	41.6	44.3
6月	62.3	66.8	71.5	6.26	7.77	9.73	40.0	42.4	45.1
7月	63.6	68.2	73.1	6.55	8.11	10.15	40.7	43.1	45.7
8月	64.8	69.6	74.7	6.79	8.41	10.51	41.2	43.6	46.3
9月	66.1	71.0	76.2	7.03	8.69	10.86	41.7	44.1	46.8
10月	67.3	72.4	77.7	7.23	8.94	11.16	42.1	44.5	47.2
11月	68.6	73.7	79.2	7.43	9.18	11.46	42.4	44.9	47.5
12月	69.7	75.0	80.5	7.61	9.40	11.73	42.7	45.1	47.8

男婴身高体重头围发育表

指标 月龄	身长（单位：cm）			体重（单位：kg）			头围（单位：cm）		
	下限值	中间值	上限值	下限值	中间值	上限值	下限值	中间值	上限值
出生时	46.9	50.4	54.0	2.58	3.32	4.18	32.1	34.5	36.8
1月	50.7	54.8	59.0	3.52	4.51	5.67	34.5	36.9	39.4
2月	54.3	58.7	63.3	4.47	5.68	7.14	36.4	38.9	41.5
3月	57.5	62.0	66.6	5.29	6.70	8.40	37.9	40.5	43.2
4月	60.1	64.6	69.3	5.91	7.45	9.32	39.2	41.7	44.5
5月	62.1	66.7	71.5	6.36	8.00	9.99	40.2	42.7	45.5
6月	63.7	68.4	73.3	6.70	8.41	10.50	41.0	43.6	46.3
7月	65.0	69.8	74.8	6.99	8.76	10.93	41.7	44.2	46.9
8月	66.3	71.2	76.3	7.23	9.05	11.29	42.2	44.8	47.5
9月	67.6	72.6	77.8	7.46	9.33	11.64	42.7	45.3	48.0
10月	68.9	74.0	79.3	7.67	9.58	11.95	43.1	45.7	48.4
11月	70.1	75.3	80.8	7.87	9.83	12.26	43.5	46.1	48.8
12月	71.2	76.5	82.1	8.06	10.05	12.54	43.8	46.4	49.1

注：以上数据均来源于原卫生部妇幼保健与社区卫生司2009年6月发布的《中国7岁以下儿童生长发育参照标准》。为了方便广大父母参照使用，在这里我们将基于中间值+2SD（2个标准差）设为上限、 −2SD设为下限。上限和下限之间视为一般状态。

附录三　0～5岁儿童生长发育曲线图

（出处：世界卫生组织儿童生长标准）

0～5岁女孩身（长）高生长曲线图

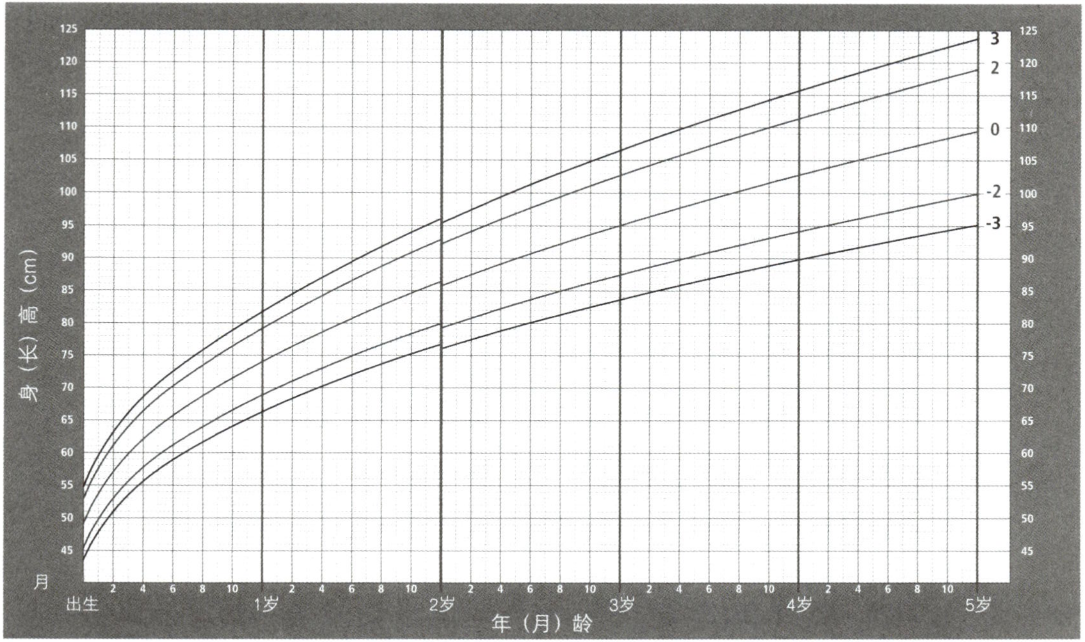

0～5岁男孩身（长）高生长曲线图

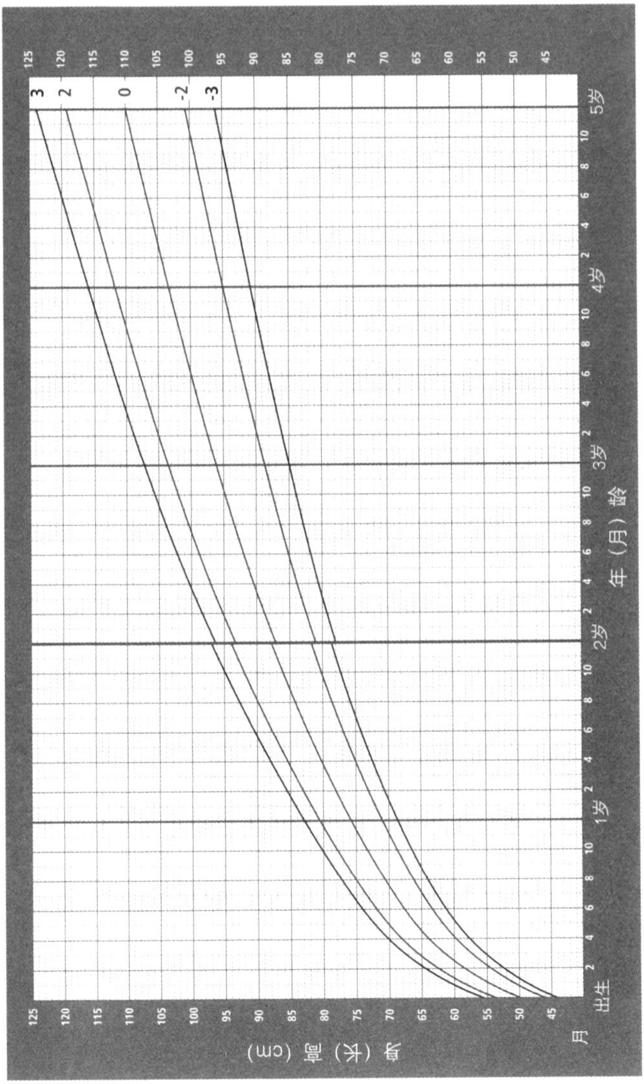

0～5岁女孩体重生长曲线图

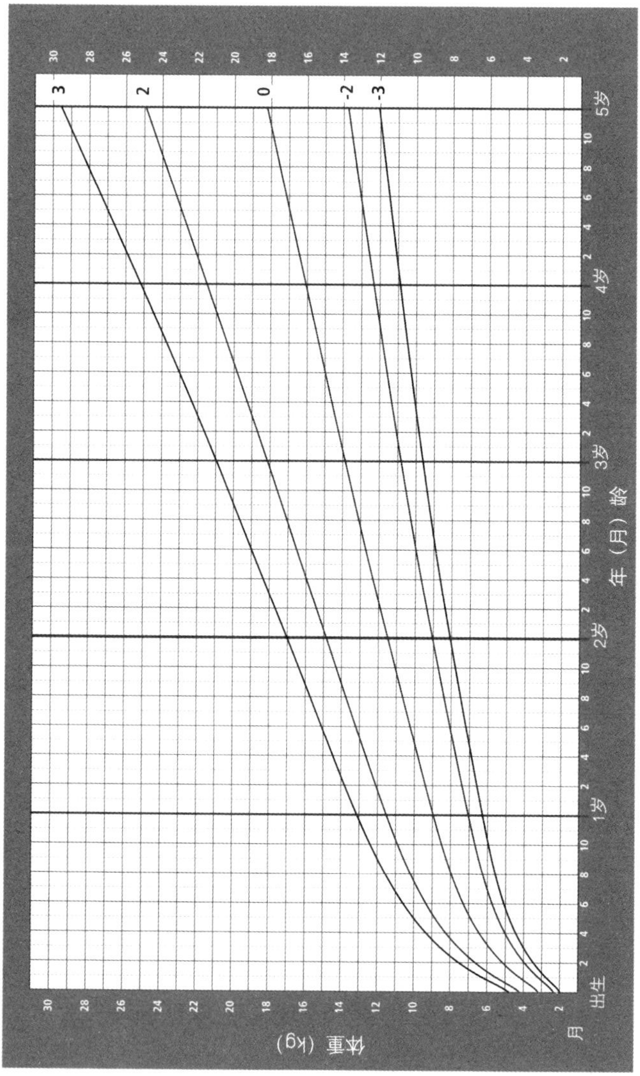

0～5岁男孩体重生长曲线图

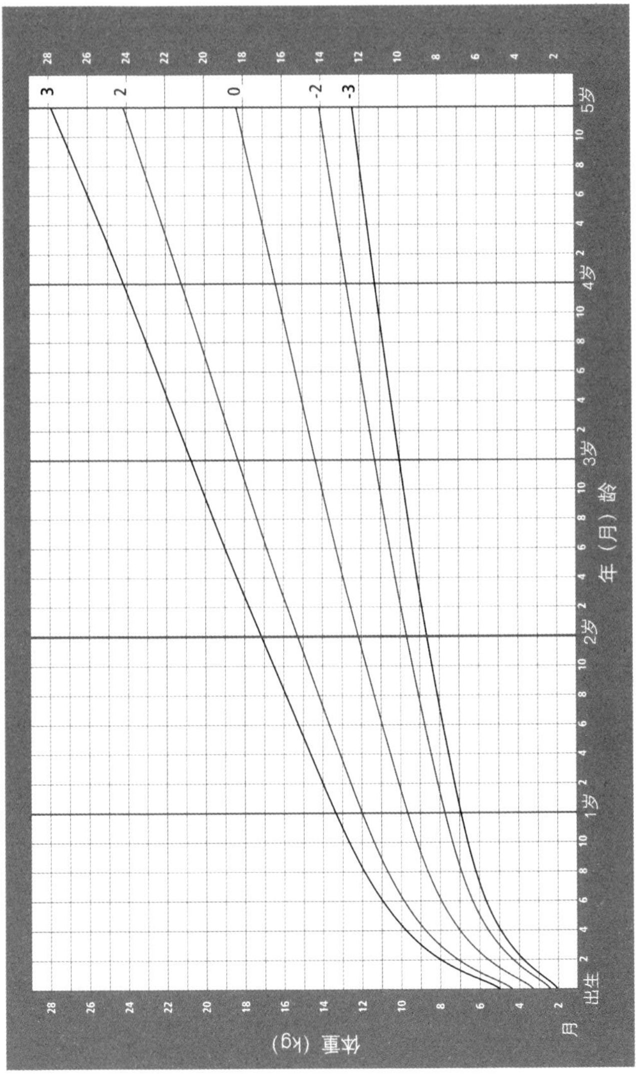

0～5岁女孩BMI生长曲线图

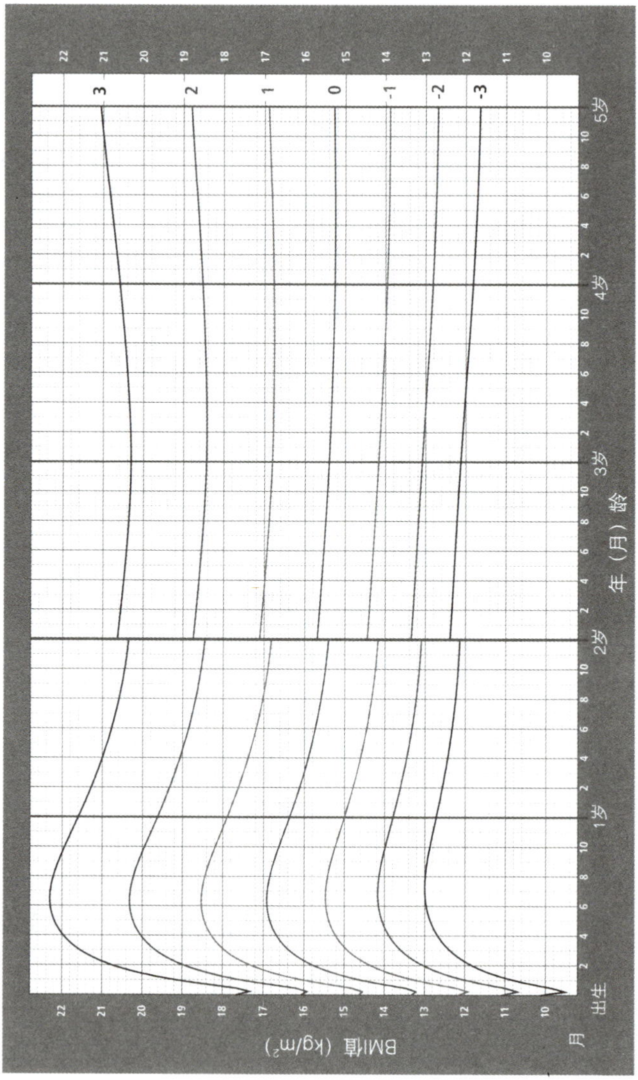

0～5岁男孩BMI生长曲线图

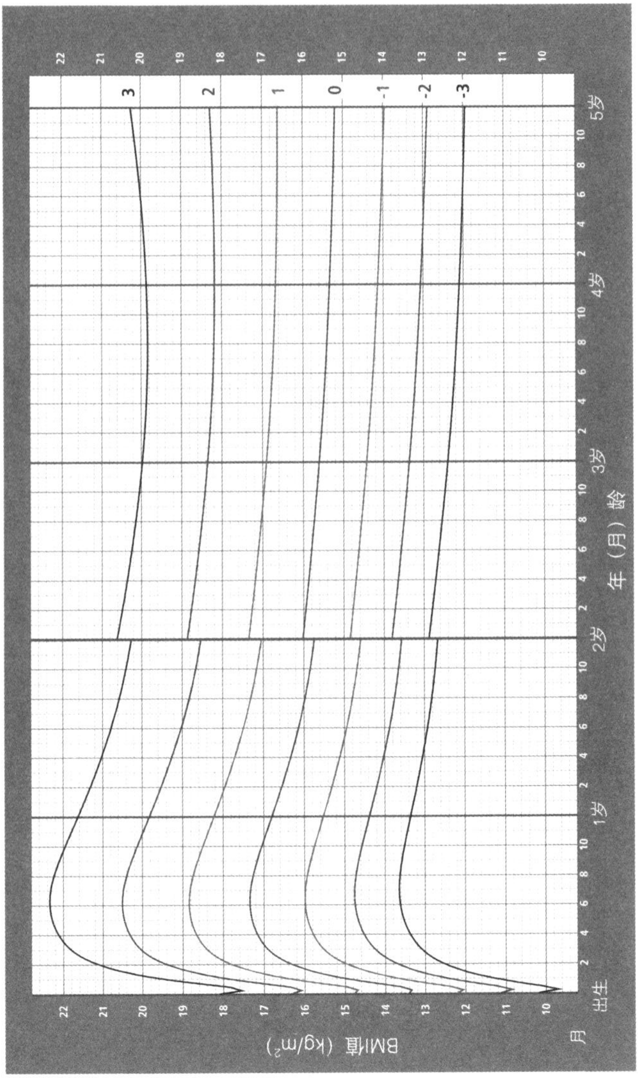

0～5岁女孩头围生长曲线图

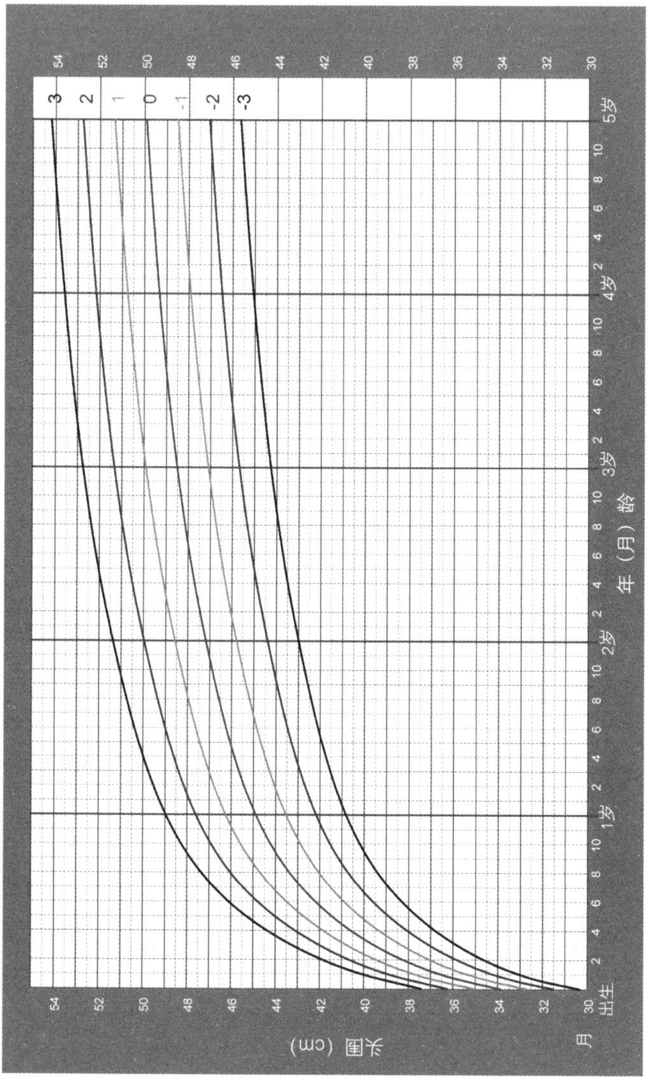

0～5岁男孩头围生长曲线图

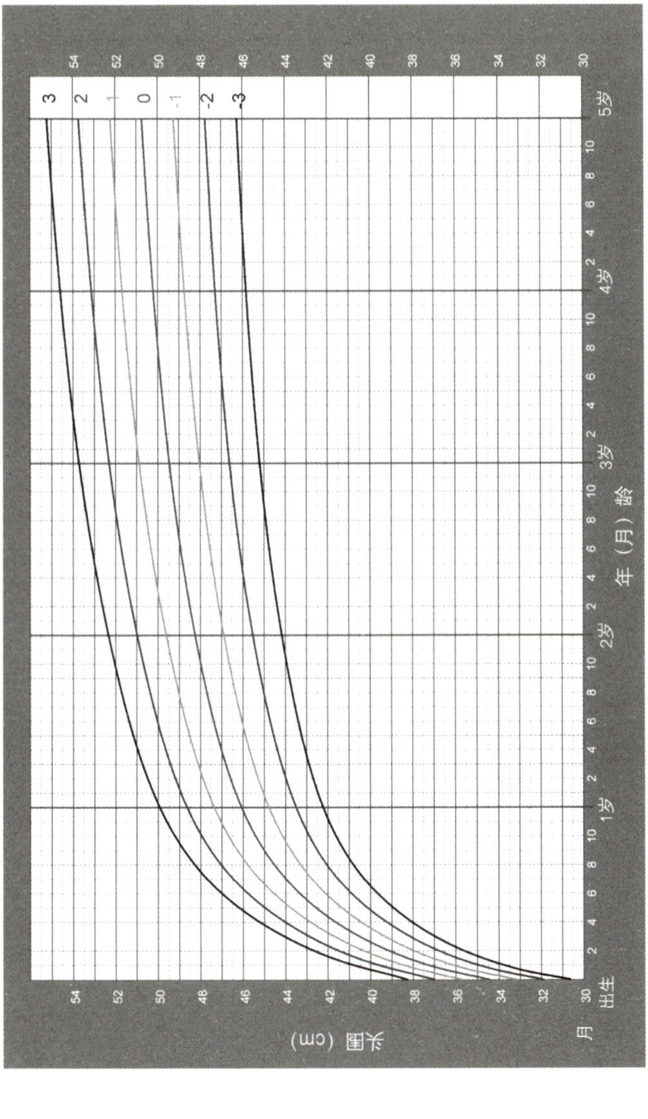